JUJIA JIANKANG SHOUCE

主　编　王昆蓉

副主编　伍　艺　魏酉龙　苏　滢

编　委　（以姓氏笔画为序）

王道富　万　君　弋　新　杜凤英　李夏卉

李家彭　张红云　邱小川　苏　馨　杨洪勤

杨　艳　阎　妍　卿　玲　蒋　敏

插　图　邱小川　伍　艺　李夏卉

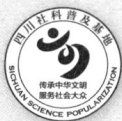

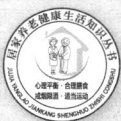

四川社科普及基地
传承中华文明
服务社会大众
SICHUAN SCIENCE POPULARIZATION

居家养老健康生活知识丛书
心理平衡·合理膳食
戒烟限酒·适当运动
JUJIA YANGLAO JIANKANG SHENGHUO ZHISHI CONGSHU

王昆蓉/主编

居家健康手册

第一册

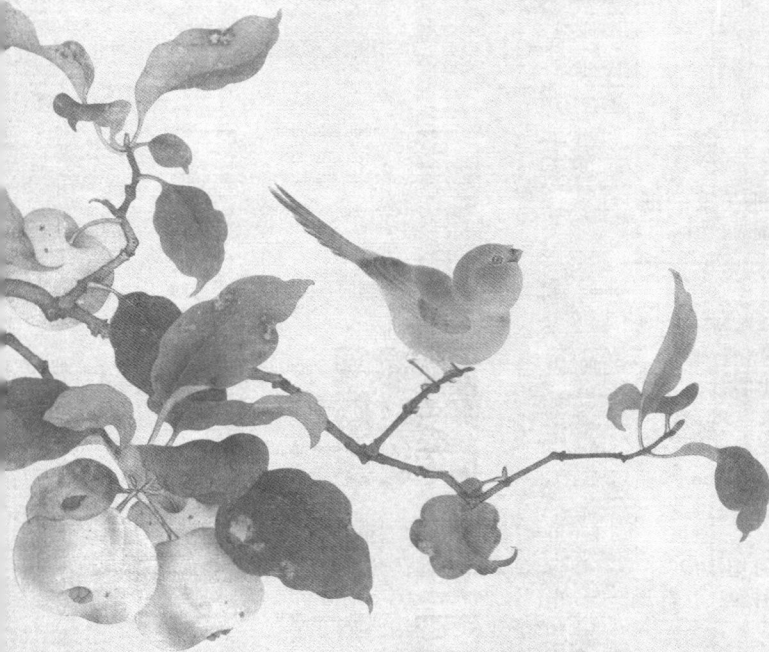

四川大学出版社

责任编辑:王　玮
责任校对:龚娇梅
封面设计:阿　林
责任印制:王　炜

图书在版编目(CIP)数据

居家健康手册. 第一册 / 王昆蓉主编. —成都:
四川大学出版社,2018.6
　(居家养老健康生活知识丛书)
　ISBN 978－7－5690－1941－4

　Ⅰ.①居… 　Ⅱ.①王… 　Ⅲ.①健康教育－手册
Ⅳ.①R193-62

中国版本图书馆 CIP 数据核字(2018)第 115432 号

书名	居家健康手册(第一册)
	Jujia Jiankang Shouce(Di-yi Ce)
主　　编	王昆蓉
出　　版	四川大学出版社
地　　址	成都市一环路南一段 24 号(610065)
发　　行	四川大学出版社
书　　号	ISBN 978－7－5690－1941－4
印　　刷	四川盛图彩色印刷有限公司
成品尺寸	170 mm×240 mm
印　　张	11.75
字　　数	146 千字
版　　次	2018 年 7 月第 1 版
印　　次	2018 年 7 月第 1 次印刷
定　　价	36.00 元

◆ 读者邮购本书,请与本社发行科联系。
　电话:(028)85408408/(028)85401670/
　(028)85408023　邮政编码:610065
◆ 本社图书如有印装质量问题,请
　寄回出版社调换。
◆ 网址:http://www.scupress.net

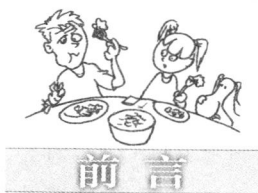

随着我国老龄化进程的加快，人们的工作、生活节奏的加快，我国常见慢性疾病的患病率呈逐年上升之势，人们生活品质和幸福度随之下降，人们的身体与心理健康受到威胁，高昂的医疗费用也给家庭、社会带来了巨大的压力。

健康是人们一生最宝贵的财富，是良好生活品质的基本保障。拥有良好的医疗和生活环境条件固然重要，但无数的事实告诉我们，长期坚持正确、合理的生活方式，严格的自律行为，注意修心养性才能更好地维护健康。对于走向疾病末期的脑卒中、晚期肝硬化、尿毒症和患有严重心理疾病的人们来说，即使遇到再优秀的医护人员和心理专家，有再多的钱财，也常常回天乏术。

研究数据显示，我国每年"过劳死"的人数高达60万人，近年已超越日本成为"过劳死"第一大国。这相当于每天超过1600人因过于劳累引发疾病，离开这个世界。在30岁至50岁早逝的人群中，95.7%的人死于过度疲劳引起的致命性疾病。

如何管理我们的健康？"从来就没有什么救世主，也不靠神仙皇帝，要创造人类的幸福，全靠我们自己……"我们要达到个人长期身心健康的目标，必须调动主观能动性，立足于自身，充分发挥自己的

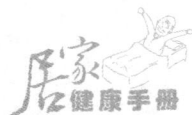

责任意识和潜能，把命运掌握在自己手中。

幸福生活基于健康的心理和身体，世界卫生组织将卫生与健康的四大基石定为"心理平衡、合理膳食、戒烟限酒、适当运动"，为人们提供了身心健康维护与保健的努力方向。《居家健康手册》第一、二册撰写的内容包括人们日常所需又实用的健康居家必备知识，以及对各类常见问题的解惑、答疑，从人们日常生活涉及的八个维度的健康生活知识进行深入浅出的讲解，包括金融理财、国学与艺术养生、安全与运动、旅游知识、居家日常生活、心理卫生指导、疾病自我观察与家庭预防、中医药传统养生、健康饮食等，并配有生动直观的插图，对所讲解的实用生活技能和各类保健技能的演示操作配有线条清晰、简洁明快的动作示意图，帮助读者理解。

对于居家的广大人群，尤其是关注自己身心健康、希望提升生活品质的人群来说，阅读本书的健康生活的相关知识，能提高自我保健的实践能力，促进自己改变不良生活模式，延缓疾病的发生和发展，迈向健康、快乐、幸福的人生。本书致力帮助广大居家人群实现幸福、健康、快乐一生的小康生活目标，力争做到"急人所急，帮人所需"。

本手册分为两册。

第一册主要介绍人们居家生活中所需要的又很适用的科普知识，共六篇：人身财产安全篇、文化与养生篇、国学与养生篇、居家生活篇、休闲旅游篇、饮食养生篇。

第二册主要介绍心理与身体的健康保健与疾病预防科普知识，共四篇：心理养生篇、疾病防治篇、保健护理篇、女性保健篇。

参与本书编写的作者主要来自四川省社科普及基地的科普教育专家团队，其主要成员来自成都大学医学院（护理学院）具有长期从事中西医临床医疗及护理、社区卫生预防、精神与心理护理、心理咨询、社区教育等背景的双师型教师和长期深入各级机构、社区开展健康知识宣讲教育的科普专家。

本书的出版得到了中共成都市委宣传部、四川省社会科学联合会、成都大学及成都大学医学院（护理学院）相关各级部门的大力支持，笔者在此向上述单位及领导致以深深的谢意！同时也感谢四川大学出版社的大力支持！感谢四川省社科普及基地的科普教育专家团队成员为此书的顺利出版所付出的辛劳！最后，笔者代表所有编者感谢所有关注健康、重视保健预防的读者朋友阅读本书，如有不妥之处，欢迎提出宝贵意见和建议，以便于我们及时纠正。

王昆蓉

2018年3月

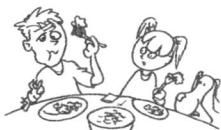

目录

第一篇　人身财产安全篇

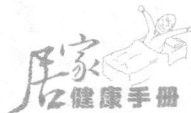

第二篇　文化与养生篇

第三篇　国学与养生篇

第四篇　居家生活篇

第六篇　饮食养生篇

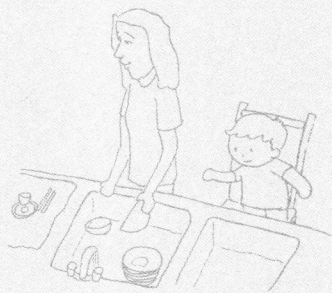

第一篇 人身财产安全篇

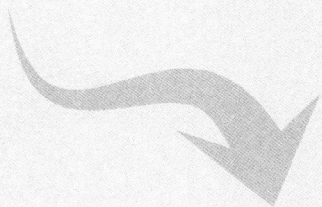

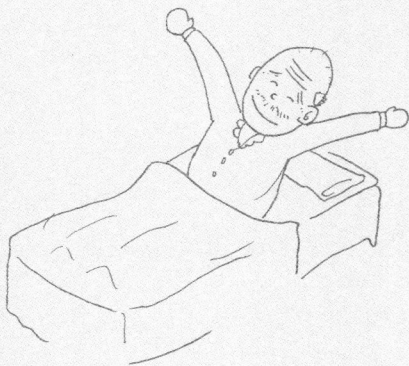

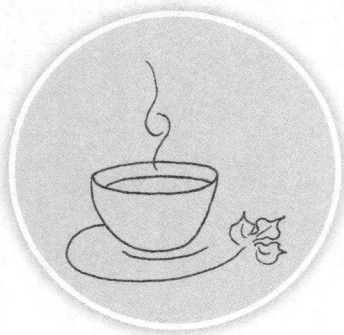

第一节　保险理财需谨慎

一、购买保险的意义

目前我国保险业发展比较迅猛，保险在家庭财产的配置上已占有重要的地位，特别是社会保险、医疗保险。但多数人对其他保险则比较忽视，尤其是对商业保险的种类、特点和风险不甚了解。

有一定理财知识的人应该都听说过金融杠杆原理，大家可能会以为"杠杆"就是指以小博大的诸如高风险、赌博性的投资。其实，在理财体系较为成熟的国家，利用金融杠杆原理进行理财指的恰好是保险。保险是个人在平时付出少量资金，未来若出现突发意外事故或患重大疾病时，能通过保险理赔获得足够的资金，让我们渡过危机的投资方式。保险可以帮助人们渡过难关，多数保险的缴费是细水长流式的，不会一次性占用大笔资金，而在你需要救急时，保险公司则能支付大笔费用以解燃眉之急。这是一般存款和理财产品所不具备的功能，所以保险在我们的资产配置中应该占据一定的比例。不少中青年朋友已有一定的保险意识，并购买了适合自己的保险，为将

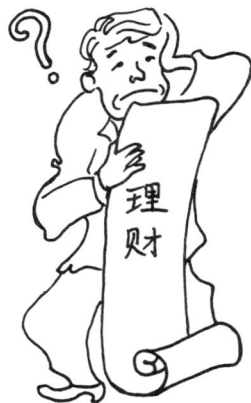

来的生活增加了抗打击的能力，也为家庭增加了一份保障。

二、购买保险常见的风险有哪些?

我国现代保险业最近十来年呈现飞速发展的势头。同时不规范操作事件时有发生，给投保人带来了不同程度的损失。例如，误导人们签署了不适合自己经济条件的保险单，使投保者出现续保困难；有的保险公司理赔时，流程复杂，理赔条件苛刻，或赔付时一再拖延；或者不平等的霸王条款等。在当今社会经济发展的背景下，人们需要学习对自己的财产进行合理配置，并设法使其增值，故我们都应该对保险方面的投资有所研究和关注。保险推销人员有许多手段和套路，保险购买人在各种套路的引诱下，冲动地购买了不适合自身情况的保险产品；或者保险产品虽不错，但是投保人经济条件不允许等情况。这都将导致退保，进而造成损失。所以，我们一定要防范保险购买中存在的风险问题。下面谈一谈有关保险可能存在的问题和风险。

抽奖推销保险

保险销售人员的手段和套路繁多，比较常见的是保险销售员通过打电话、寄信等方式，邀请客户参加"抽奖会""说明会"等活动，往往还赠发制作较为精致的印有"高级客户理财答谢会邀请函"等字眼的"领奖券"，并许诺可以现场领奖，奖品从几百元一套的钱币收藏册到价值数千元的手机、电脑、金条、液晶电视甚至出境游等。到了"抽奖会""说明会""理财答谢会"现场，人们才发现其实是保险公司的产品说明会，"领奖券"并不能领奖，只有现场签单买保险的人，才有资格参加抽奖。往往现场还要求留下个人信息、联系方式，人们在会后相当长的一段时间内都会受到保险推销员的电话"轰炸"。以签单为目标的保险销售人员，不管保险是否适合客户，都一律进行强力宣传，有的人在自身不具备条件或者不清楚保险条款是否适合自己的情况下，就匆忙签订了不适合自己需求的保单。

强行上门推销

保险公司强行上门推销的操作流程大致是：保险销售员会提前搜集甚至非法购买宣传对象的私人信息，对社区的住户进行电话推销，询问其是否买过保险，或进行保单回访或进行理财咨询。有些保险销售员在打电话后，不管对方是否答应，都会群体进行所谓的上门服务。住户表示："已经电话里拒绝了，怎么还来呢？"营销员就会以"可能电话里听错了，公司要求对客户提供保单服务，来了就聊一会吧"之类的话语来开展推销工作。这种保险销售模式，相比于保险销售员自掏腰包召开产品说明会更为经济，省去了礼品购置费和场地租赁费，加之是个体行为，因而更为隐蔽，一对一的操作让客户之间不易互相询问，少有交流思考的余地，容易被误导而签下不适合自己的保单。

免费保险陷阱

这是最常见的保险推销陷阱。很多朋友都接到过这种电话，保险销售员在电话里要求接听者参加简单的市场调查，这样就能免费获得三个月甚至一年的交通意外保险，保险金额动辄高达10万元。所谓的市场调查，实际上是询问接听者的出身年月、家庭情况等个人基本信息，进一步发掘接听者对保险产品的了解和需求、之前有无购买过保险、购买的是何种保险产品等。有一些保险公司通过赠送保险与客户建立了联系，达到后续推销的目的，赠送的保险确实是正规保险产品，一般是短期意外险，保费较低，市场价大约十几元或几十元；而有些所谓免费赠送的保险，其是否存在则要打个问号，因为这些免费保险没有任何保单凭证，也没有短信或者邮件提示，仅仅是销售员的口头承诺。试想客户连保单的号码都不知，凭什么来激活保单？如果保单未激活，那所谓的免费保险就有可能是"空头支票"。

虚假与夸大保险的收益

"约定的收益，为什么我拿不到？"这是各种保险欺诈中最常见的一种，典型案例是保险销售员向投保人推销保险产品时，明显夸大保险产品的收益。例如，保险销售员称"持有保单10年后，就有50万至60万元，20年起码有80万元，38年满期有160万元左右的受益"，误导投保人投保。这类误导陷阱屡见不鲜，上当的人也不少。一般投资型保险收益预测分高、中、低三档，有的销售员为了增强保险产品的吸引力，在介绍时故意隐瞒中低档收益少但安全性强的产品，只向消费者介绍高档收益但风险也高的产品，刻意忽略对风险的解释说明，有的甚至介绍的收益比预定的高档收益还要高，甚至向消费者口头承诺实际不存在的收益。希望各位朋友在投资保险产品时一定要注意。

存款与保险混淆

有些中老年人在银行购买的明明是理财产品，结果最后却变成了保险。而把保险混淆成银行存款、理财产品或基金是保险销售对客户进行误导的常用手法。

典型案例：保险销售员在销售保险产品的过程中，将银行存款收益与保险产品收益进行了不恰当比较，向客户宣传"银行存款收益比保险产品的收益要低很多"，从而诱导客户购买保险产品。这个误导正是"存单变保单"的先决条件。有些销售员甚至将保险产品直接解释为"银行的理财产品"，或违规自制产品说明书和投资协议，误导投保人购买保险。

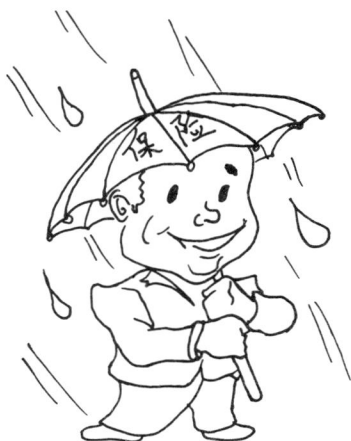

存款变保险多发生在银行的营业场所，隐蔽性非常大，一定要予以高度重视。

保额分红与现金分红混淆

分红型保险产品是人身险中的主打产品，在人身险的总体保费中占70%以上。分红型保险的分红形式分为现金分红（保费分红）和保额分红两种。前者是比较常见的分红方式，即进入投资账户的资金，每年按投资收益情况，以现金的方式返还给投保人。这部分分红，投保人既可以自行支取，也可以加到保费中继续投保。保额分红是分红型保险的另一种分红形式，这种分红不能直接支取现金，而是将投资账户中获得的收益自动转化成新的保费，以增加产品总体的保障额度。显然，现金分红可以直接拿到，所以分红的数额很有限，而保额分红保险公司不用马上支付，可以承诺较高的收益。不同的人对现金的需求不一，有的需要现金补贴家用，有的则希望获取更长远更高的回报。有的保险销售员在销售分红型保险产品时，故意混淆保额分红和现金分红，使投保人在不明不白中选择了不适合自己的分红方式。有人签单后才发现保额分红通常在保单生效的几年甚至几十年内是得不到现金分红的。

车险指定维修厂

车险领域的陷阱主要体现在有的保险公司与汽车维修厂私下达成协议，将某家汽修厂确定为该保险公司指定维修机构或定损机构，从而在车辆损失查勘和维修过程中做手脚，虚报维修费用，从中套利，进而在车主第二年投保时增加保费。根据交通部门相关规定，车辆出险后的维修应当由车主自主选择，保险公司只有查勘定损的资格，而无权指定车主到何处维修。

典型案例：车主驾车时与另一车辆发生碰撞事故，对方全责。肇事司机拨打保险公司电话后，保险公司要求车主到指定的4S店定损。但4S店要求开盖之后才能定损，且开盖之后就必须在这家4S店进行维修，否则就不按4S店的价格定损。

违规投保

典型案例：投保人患急性肾炎刚出院，属于"带病投保"。正常情况下保险公司将不予承保，但是保险代理人仍然坚持出售了这一保险，并在保单中"是否患过肾病"一栏上填选"否"，让其购买了保险公司终身寿险（万能型），投保人同时获赠一份附加的重大疾病保险，两份保险的保障金额都是12万元。所以当该投保人后来向保险公司寻求理赔时，保险公司以"带病投保"为由拒绝赔付。众所周知，带病者是不能投保的，销售员为尽快出售保单，诱导投保人在填写保单时隐瞒真实健康状况，有的甚至篡改身高、体重等基本信息。一旦出险，理赔常常失败，最终受损失的还是投保人。

同样，投保意外伤害保险时，保险公司需要调查投保人所从事的职业，隐瞒职业同样也会在出险后遭遇拒保。

风险提示语可以代为抄写吗？

个别保险公司在保险产品说明会上使用带有误导性内容的课件，并代替投保人抄写风险提示语。

根据规定，保险公司在销售环节除了应当向投保人出示保险条款、产品说明书和投保提示书，并对投保人以口头或书面的形式讲解风险提示语句之外，还应要求投保人在投保单上亲笔抄录风险提示语句并签名。这是为了防止因销售误导造成投保人在不了解风险的情况下购买保险产品，保险销售员代抄风险提示语以及代替投保人签名，都属于隐瞒风险提示的违规行为。

模糊缴费期限和保险期的区别

典型案例：投保人购买分红型保险，购买时业务员介绍该款产品每年缴纳保费3万元，缴满5年即可取出。但事实上，被保险人直到80岁才能拿到全部本金和分红。投保人发现时已经过了保险犹豫期，即使退保也不能拿回全部本金。

问题出在哪里？原来在长期的普通寿险、分红型保险产品中，保费缴费期限和产品的保险期限并不一定完全相同，即使投保人按缴费期限缴纳了所有保费，也只是履行了缴纳保险费的义务，保险合同的有效期仍然将持续数年甚至数十年，投保人此时若要提前支取，只能按退保处理，造成本金损失。但部分营销员在销售时有意淡化缴费期限和保险期限的概念，或者将两者混为一谈，告诉投保人连续缴纳几年后就能取出，致使投保人上当受骗。

三、购买保险要注意哪些问题？

尽管存在保险陷阱，但配置合理的保险仍是必须的，人们打算购买保险时应注意以下问题。

第一，仔细阅读保险条款，特别是保险条款的保险责任。通常除保险责任外，保险条款的其他各项内容基本相同，各种保险的区分之处主要在于保险责任。同时要仔细阅读除外责任条款，看在何种情况下保险公司可以不承担赔偿和给付的责任，还需要注意某些保险产品所特有的规定和注释。保险条款烦琐，一次不容易看懂。阅读保险产品简介时需要注意，保险产品简介有时可能用了不准确的表述词以包装美化产品，所以看懂保险简介后，应将其与保险条款对照理解，有不清楚的地方，必须向保险销售者询问清楚。

第二，保险核心内容是"交钱"和"领钱"：①开始交多少钱，日后领取多少钱；②交钱的时间与方式、日后领钱的时间与方式，特别是多长时间领钱，是一次性还是分期等；③应明确领取的条件，如在什么情况下可以领钱，哪些情况下不可以领钱等。

第三，购买过程中一定要做记录。因为并不是所有人都能够看明白文字材料，所以想了

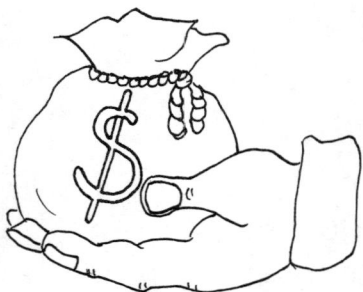

解保险，最直接的办法是听明白保险销售员的介绍。将了解到的关键点逐项记录下来，每一点都应在保险条款中找到相对应的部分并加以确认。确定购买前，可将不同保险方案的功能和优缺点编表比较。应找精通业务和诚信可靠的保险经纪人购买保险，他们推荐保险产品时不会夸大其词，最终能帮你获得所期望的保险收益。

最后，应如实填写投保单，并亲自签名，无论什么内容都必须如实填写，并最后亲自签名。否则，日后保险公司会以此为依据和理由拒绝赔偿或给付保险金。

第二节　金融骗局需防范

在公安部门的常年严厉打击下，社会治安状况明显改善，公共场合发生的偷窃、抢劫和诈骗等犯罪行为有所减少。但是朋友们在外活动以及与人交往时，仍然应保持足够的警惕。城市交通设施得到了改善，公交、地铁、高铁的发展使交通四通八达，人流量也极大，所以人们在公共场所应注意保管好贵重物品和钱财，以免被盗、被骗。平时应养成良好的习惯，外出活动随身携带的财物不宜过多，环境复杂、人多拥挤时，贵重物品应随身放在包内携带，或拿在手里，或固定放在身上不易被盗的地方，保护好自己的财物。除此以外，朋友们还应注意防范哪些金融骗局和陷阱呢？

一、网络诈骗的陷阱

据调查，2017年中国的智能手机普及率为58%，高于俄罗斯的45%和印度的17%。手机远比普通电脑便于携带，操作方便，易于掌握。不仅是年轻人，中老年人也大量使用手机上网。各种社交软件应用广泛，进行金融网络交易和支付转账的交易行为越来越多，五花八门的金融诈骗和陷阱也随之出现了，给人们造成了不同程度的经济损失。

警惕低价陷阱，拒绝"钓鱼网站"

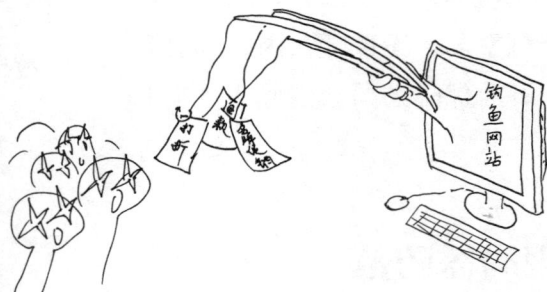

典型案例：某君手机上收到一条促销短信，告知可低价购买热门手机，该君即按短信中的网址链接登录了该网站，选中心仪手机后，按提示输入了个人银行卡卡号、身份证号、姓名和手机号码等信息，之后又输入了动态码，网站显示交易成功，但之后，他并没有收到购买的手机。报案后经警方调查，他才得知，自己是进入了不法分子的"钓鱼网站"。

我们应怎样防范这类风险呢？

应在信任的正规网站进行购物，不要轻信通过各网络渠道接触到的低价网站和来历不明的网站。

进行支付前一定要确认登录的购物网站或网上银行的网址是正确的。因为网站页面可以伪冒，但"钓鱼网站"的网址与官方网址一定存在微小差异，请认真识别。若有任何怀疑，应立即致电银行、电商客服。

在正规网站购物，下好订单进入支付页面时，网址的前缀会变成"https"，此时页面的数据传输是加密的，可以保护个人信息。

提醒注意：如支付页面的网址前缀仍然是"http"，就可能存在风险。

安装防火墙和杀毒软件，并定期更新杀毒软件，防范电脑和移动终端受到恶意攻击或病毒的侵害，下载并安装由银行或正规电商提供的用于保护客户端安全的控件，保护账号密码不被窃取。

关注手机安全，谨防木马病毒侵袭

徐某收到一条显示为"10086"发来的短信，称其获得手机积分奖励，可兑换奖品，并附有一个链接。他随即点击该链接，在页面上输入了银行卡信息及手机号，并按网页提示点击下载并安装了一个"积分兑换客户端"的应用，但安装后却无法正常打开，徐某也没有在意。第二天，他用卡取钱时，发现卡内余额不足，查询发现银行卡在前一晚发生了多笔大额费用转移交易，虽立即报案，但经济损失已无法挽回。专家提醒，这类短信是不法分子利用伪基站冒充10086发送的，短信中的链接其实是一个"钓鱼网站"，而下载的客户端实际上是一个木马病毒。不法分子利用木马病毒窃取了徐某的银行卡信息并进行网络购物，同时将发送到徐某手机上的短信验证码转移到了自己的手机上，从而完成支付。

手机上网规避金融风险应注意以下事项。

不法分子能利用"伪基站"冒充任意号码发送短信，因此收到中奖、软件推荐等显示为官方号码（如10086）发送的短信时，仍需保持警惕，点击链接前需谨慎，最好联系银行进行确认。

木马病毒往往会伪装成其他应用，并通过"钓鱼网站"、短信、图片、邮件、压缩包、聊天软件等方式传播。专家提醒，朋友们不要随意点击来历不明的应用软件等内容。

应安装防火墙及杀毒软件，定期杀毒，定期更新系统补丁，保护移动终端安全。

网银支付类应用软件要到官方网站下载。

开通短信通知服务，你的账户若发生异常变化可及时提醒收到短信，及早通知银行，冻结账户或挂失银行卡以减少损失。

网络购物、网络退货的陷阱

不法分子通过非法渠道获取了客户网购信息，常常以"退款"或"退货"为由，通过电话联系客户，要求客户点击其提供的"钓鱼网站"链接。专家提醒：大部分商品在退货和退款环节一般是不需要校验动态验证码或交易密码的。要规避风险应注意如下事项：

办理网络购物、网络退货、退款等业务时，请认清官方渠道网站的网页。

购物网站申请退款或退货时，建议与官方客服联系后进行，切勿轻信不明身份人员的电话、通过网络聊天工具或非正规途径发布的网络链接。

在收到动态验证码时，请仔细核对短信中的业务类型、交易商户和金额是否正确。

客服工作人员不会向持卡人索取短信验证码，如有人索要，可判定为诈骗行为，应立即报警。切勿轻易泄露自己的身份证件号、银行卡信息、交易密码、动态验证码等重要信息。

如遇问题勿急躁，合理应对可降低损失。持卡人如遇到被盗刷，请第一时间致电发卡银行或支付机构，及时冻结账户或挂失银行卡。

一些机构需要你提供报警回执作为否认交易的证明材料，因警察对不同地域的案例有归属地划分受理规定，建议去派出所报案前先拨打110咨询。

可了解发卡银行有无相关的保护服务或政策，签约盗刷相关保险服务，避免盗刷带来的财产损失。

应该了解第三方支付平台相关规则，注意规避风险，维护自身合法权益。

要当心"扫一扫"二维码骗局

近年来，因二维码的广泛普及而产生的诈骗案件层出不穷。消费者希望通过"扫一扫"得到购物和消费的各种实惠，没想到反而被不法分子利用，落入骗子设下的"陷阱"。如今二维码已覆盖我们生活的方方面面，我们应该如何辨识真假二维码，避免上当受骗？

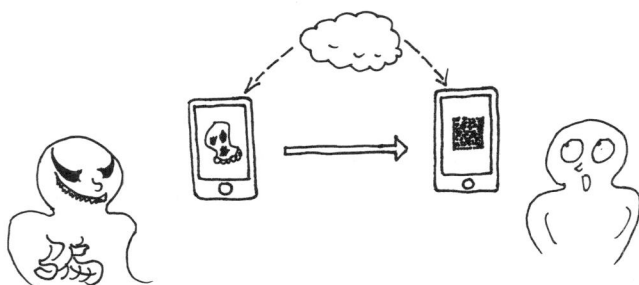

二维码可能为手机病毒入侵提供新的渠道、新的介质，一般用户不了解二维码的原理，常常"见码就扫"，在打折、促销或热门游戏的幌子下，很容易被不法分子制造的假象所迷惑。

我们在扫描二维码前一定要确认该码是否出自官方和正规的网站，对于一些来路不明的二维码，不要盲目扫描。消费者最好在手机上安装相应的安全软件，如腾讯手机管家、360手机卫士等，防止二维码病毒侵入手机。消费者应尽量使用有安全验证功能的软件扫描二维码。如果通过二维码来安装软件，安装好以后，最好先用手机杀毒软件扫描后再打开。

二、假币陷阱

朋友们，应牢记使用假币和私自收藏假币都是违法行为，收到假币须及时上缴银行或公安机关，以免假币流入社会。生活中要注意的假币骗术如下。

小心真假币拼接。在外收到钞票时除直接看是否为假币外，一定还要注意是否有拼贴痕迹，当心一半真一半假。

注意换钞陷阱。无论何时，对陌生人的防骗之心不能松懈，尤其是涉及换钞时，要小心坏人趁机调包的伎俩。

当心假币换真币伎俩。在外购物时，常会遇见这样的诈骗套路：商贩先接过大额钞票后，又以零钱不够为由要求更换，此时须警惕，你接到手的每张钞票都要仔细看，否则很可能收到调换的假币。

谨防真假币掺和。收到一沓现金时必须每张仔细查看，有条件时最好使用验钞机（可以随身携带便携式验钞机），谨防有假币混入。

小心"假币钱包"做诱饵。骗子在街头巷尾故意遗落装满假币的钱包或纸袋让行人看到，同行的骗子诱骗行人共享钱包里的财物，贪小便宜的人往往会上当受骗。天下没有白吃的午餐，也不会无缘无故掉馅饼，我们需要随时保持警惕之心。

当心"错版币"骗局。骗子举着"错版币"，配合新闻、报纸宣传收购的消息，鼓吹低价收藏"高价值错版币"，使人们信以为真，坑害不少人，而这些

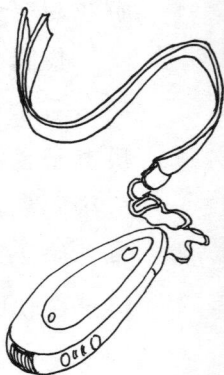

所谓的"错版币"都是骗子用小刀、胶水等工具自制的，千万不要起贪念，没有专业的邮、币、卡收藏知识，切勿涉足此类物品的交易。

谨防先撕角后调包的陷阱。不法商贩在接到钞票后，悄悄换成撕掉一小块边角的假钞，借口钞票破损要求顾客更换，转移顾客注意力，进而实施调包等诈骗手段，对此应保持高度警惕，付款前应先确认自己的钱币是否残缺污损。另外，养成好习惯，在付款前记下大额钞票的后三位号码，一旦发现钞票被调包，马上报警。

火车站、汽车站等人流量较大的地点是各类陷阱骗局如假币、调包类诈骗的高发作案地。人们不仅应注意要对陌生人的搭话保持警觉，避免"碰瓷"等异常行为，在这些地区的小超市、小饭馆消费结账时也应保持高度警惕，严防各类假币骗术。

第三节　推销行骗面面观

商家正规的推销活动可以让人们了解商品的特点，在认真考虑自己需求的基础上，选择购买生活中确实需要的、质优价廉的商品。然而一些不法经营者时常采取各种手段欺骗消费者，这种现象即为恶性推销。现在的各类推销骗局专门针对自我保护意识不强和信息闭塞的中老年居家人群。不法经营者会利用各种手段，从各个方面入手消除人们的防范心理，骗取他们的信任，让受害者心甘情愿地掏钱购买自己并不需要，甚至是劣质的商品，使人们遭受程度不同的经济损失。下面我们以一些所谓的"保健品"恶意推销为例，揭露常见的推销陷阱，提醒广大中老年朋友，一定要提防这些不法经营者的恶劣伎俩，保护自己的财产不受损失。

一、"专家"免费义诊，实为推销商品

不法商贩常在住宅小区、早市或公园推销保健食品、保健用品和医疗保健器械，有时也先在市场通过赠送一些劣质小商品或挨家挨户发放宣传单来吸引中老年人参加一些所谓的健康讲座。通过"专家"讲座或义诊、免费体检等方式，商贩无中生有或有意夸大老年人身体存在的各种健康隐患，并向人们介绍所谓的"宫廷秘方"或"祖传偏方"等，从而达到推销目的。

正规的专家义诊，首先都会有正规医院的牌子或横幅等标志，如会在醒目位置标识"某某市第某人民医院"等，同时专家通常只会谈及您的病情和建议该做何相关检查，所开药物一般是医院和药店公开销售的正规药物，不会直接向你推荐服用某某非正规药厂出产的所谓药品或保健品。

二、虚假夸大宣传产品疗效

不法商贩和假专家在推销产品时，往往大肆宣传其产品拥有多种疗效，甚至神乎其神地宣称对大部分的疾病都有很好的疗效，可以"包治百病"。我国老百姓常见的多发性疾病，如慢性2型病毒性肝炎、糖尿病、高血压病和癌症等慢性病、难治性疾病，通过服用某某保健品都能治愈。这些虚假宣传完全违背了基本的医学和药学常识，专门针对一些缺乏就医渠道、求医心切、对骗子识别能力差的中老年人群，故意混淆"准"字号药品类与"健"字号保健品，把保健品当药品推销，并且其价格不菲，不能退货，造成患者的经济损失。

专家提醒：通常正规的保健品和医疗保健器械用品都标有国家

食品药品管理局的批号，有较为详细明确的说明书和使用指导，会明确说明只有保健或辅助治疗的作用，不能起到直接的治疗作用。

三、"温情脉脉"的欺骗式促销

中老年居民，尤其是一些独居的老人，很希望与人交流，不法商贩就抓住这一点，搞感情促销。他们先是对老人家热情招呼，电话联系，然后天天上门陪老人说话，甚至还帮忙做家务，跑腿办事，嘘寒问暖，在老人感动之余，利用老人们的信任以及亏欠心理，开始推销价格不菲的产品，这种情形下，老人们往往上当受骗。也有不法推销商以长期提供免费体验或试用某产品为诱饵，通过邀请老年人参加现场讲课、观看影像资料等方式宣传产品，让他们免费体验医疗器械、品尝保健食品，再进行销售。他们利用老年人寂寞、渴望接触人、想参加集体活动的心理特点，打着免费旅游、免费体检的幌子，组织专车带老年人前往"体检中心"实地参观和旅游，实际上，目的地是不法商贩事先准备好的、较为隐蔽偏远的场所或活动中心，之后，他们开始对老人群体进行有目的的保健品宣传，通过各种"催眠""暗示"手段，达到"洗脑"的目的，然后大量售卖劣质保健品。

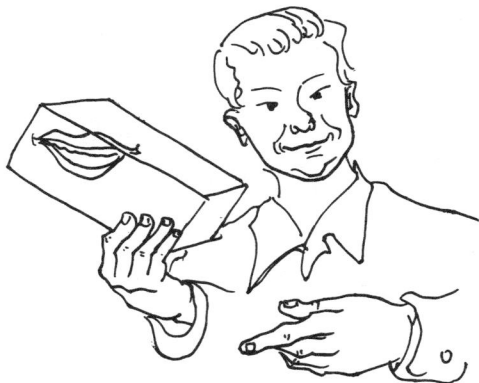

专家提醒：对于一见如故，特别热情的推销人员，要多一分清醒，保持警惕，尽量不要参加诸如不明组织举办的

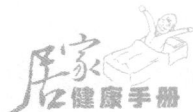

"免费旅游""有奖讲座""免费体验参观"等活动。

四、购买保健品能发财吗？

一些不法商贩以"健康投资、回报丰厚"为诱饵，声称只要购买了他们的相关产品，不仅可以获得包括境外旅游在内的种种丰厚赠品，甚至可以获得大量该集团公司的原始股等。然而这些宣称的回报实际根本不存在，推销人员承诺的返利、奖品全部都是"空头支票"。

专家提醒：和保健品相关的所谓"投资""回报""理财"是近年来新出现的一种销售欺诈模式。如果你在街头巷尾遇到面向中老年人的这类理财、投资宣传，需要多加警惕，不要轻易投入资金，以免血本无归。

不管这些推销人员如何信誓旦旦，他们的销售手段始终是有问题甚至是违法的，所以得手后人去楼空是必然结果，人们损失的钱财往往无法追回。一些常见诈骗套路在全国各地都有出现，骗子屡屡得手。他们一开始是以办免费讲座和各种宣传活动，并赠送洗衣粉、按摩器等小赠品为诱饵，然后推销某低价物品，并称可以拿回家试用，可退货、可退钱。有的顾客要求退货，他们常常爽快地办理，并推销另一高价物品，仍然承诺退款。当受骗群众购买产品数量达到他们预期获利的目标，或者听到风声时，骗子会立即消失。这些人往往故意错开监管部门的上班时间，采取在一个地方行骗得手后马上换地方的方法，以逃避处罚。购买产品的朋友在发现保健品并无治疗效果后，却再也找不到骗子，维权困难。因此，各位朋友特别是中老年朋友们，一定要擦亮双眼，提高警惕，不给非法推销商任何可乘之机，保护好自己的财产。

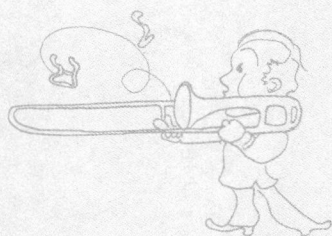

第二篇　文化与养生篇

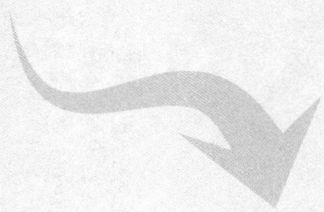

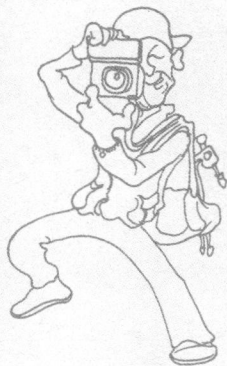

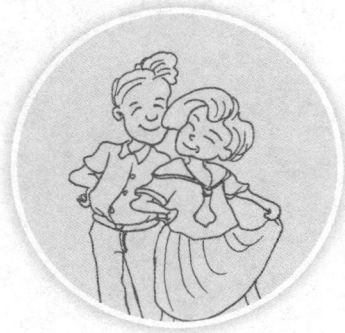

　　祖国传统养生文化有着数千年的历史，为中华民族的繁衍生息和传统医学做出了巨大的贡献。随着人类寿命的延长，现代人一般55～60岁退休，一生中大约三分之一的时间将在闲暇中度过。因此，整个社会中老年人群的整体健康状况和休闲生活质量，直接影响着整个社会的医疗负担和经济发展水平。休闲生活质量的全面提高，对人们的健康养老起着重要作用。所以，休闲文化不仅是一个国家生产力水平高低的标志，而且是衡量社会文明的尺度，是人们一种新的生活方式、生活态度。具有全球意义的大众休闲时代正在来临。积极引导人群尤其是中老年人群文明、健康、科学地休闲度假，已成为中国社会亟须研究和解决的重要课题。美国著名休闲研究专家杰弗瑞·戈比说："休闲，从根本上来说，是对生命之意义和快乐的探索。"

　　现在人们普遍意识到保健与养生在人一生中占据越来越重要的位置，它是提升个人幸福度、保障健康的有效措施。要实现一生健康快乐的个人目标，需要人们平时积极参与健康知识的学习与实践活动，如自我防病保健、维护身心健康和增强体质的保健活动等，并依靠自己的努力，取得实实在在的保健效果。自我养生保健包括维护身体健康，调节心理平衡，融洽人际关系，培养有益身心的爱好和习惯，加强多方面的自我修炼。下面的内容将和大家一起探讨怎样学习和培养良好的传统文化、传统技能和爱好，通过提升自己的综合素养，达到健康养生的目的。

第一节 中国传统文化与养生

中国早在宋代就兴起了以怡养性情为主的心灵活动，它以香、茶、花、书四道为代表，是传统养生中重要的休闲文化之一。

一、书道、绘画与养生

书画艺术不仅能给人以美的享受，还是养生保健的有效方法，书画与养生最具说服力的佐证是书画家群体的寿命普遍比其他人群高。从汉代至清代，国人平均寿命在25岁～40岁，但是著名书法家的平均寿命却远远高于普通人群，约为80岁。例如，唐代的柳公权活到87岁，欧阳询84岁，虞世南80岁，杨维桢74岁，文徵明89岁，梁同书92岁，翁同龢74岁，何绍基74岁。医学研究也表明，在可使人长寿的二十种职业中，书法与绘画名列榜首。现在，书法和绘画也逐渐受到现代人的重视，正所谓"笔墨挥洒韵味，捷思闪烁光泽"。

学习和鉴赏传统书画艺术是我国传统的养生方法之一。为什么学习书画的人比其他人群健康、长寿呢？祖国医学对书画与养生的问题早有定论，把学习、鉴赏书画作为"愈疾的良方"。何乔璠《心术篇》说道："书者，抒也，散也。抒胸中之气，散心中之郁也。"宋代词人秦观曾患肠胃病，久治不愈，后日观王维《辋川图》，置身于山清水秀的画境之中，顿感心旷神怡，"观画愈

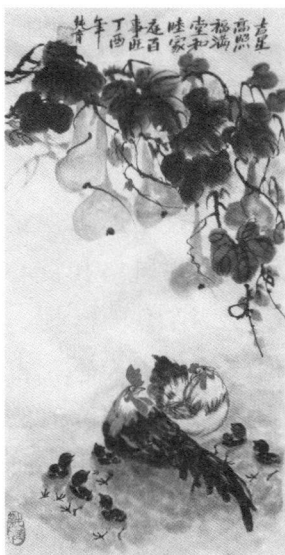
张纯育绘

疾"，其病不治痊愈。从医学角度分析，人的身体与精神相互依存，精神愉悦势必促进身体的平衡和疾病的康复。"观画治病"，把人与虚拟的山川、河流、花、鸟等大自然之物及场景紧密联系在一起，使人心旷神怡，通过心理暗示和催眠的途径达到养生保健和长寿的目的。有丰富文化底蕴的中国书画艺术，无疑为人们提供了调节生理和心理压力的渠道。

"志有所专，即是养生之道。"书画创作是一个修心的过程，强调心平气和，调息凝神，排除杂念。传统书画艺术的重要功能是能够让人的心静下来。正所谓养心莫如静心。作为养生载体的书画能够有效地调节人的精、气、神，使之达到平衡的最佳状态，因而，书画艺术具有多种生理与心理的治疗功能。篆书舒畅，隶书恬静，楷书平和，行书潇洒，草书亢奋。传统的花鸟"五君子"题材中，画梅可散去肝郁积闷，画兰令人心旷神怡，画竹可排除胸中怒气，画菊可助人不畏艰难，画松则可令人胸襟广阔。而传统的山水画使作者在山清水秀、鸟语花香的笔墨世界中，忘却世间的纷繁俗虑，使自己的心灵得到净化。

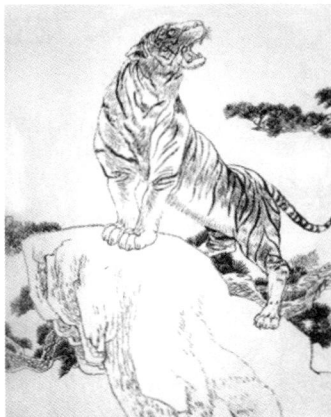
张纯育绘

书画学习并不单纯强调书写的技法，也包括修身、养生、悟道等方面的含义。人们在书画学习中可以领悟更多精神上的内涵。人们追求书法绘画的主要目的是修身、养生、悟道，也包含一

铜龙纸帐亦因缘乱我乡愁又一载
年英笑种情如静女泣知风骨是
飞似生来逸气应无敌悟致真志
信可惜色外清名原第一不脩芯

书船山梅芯八首选五

大六流传

定的艺术性诉求，当然更多的是追求身心合一的修为，培养自身内在美学素养。练习书法绘画的目的是通过使用字画工具练字、绘画，以训练和掌控心灵的节奏，从而创作出有视觉创意的好字画。所以，现代人学习书法绘画的目的不仅仅是追求视觉审美，而是看其能否表现出清新雅致的风格和赏心悦目的独特意境。书法追求线条、结构、行气、九宫的布局，在两度空间中所构成的视觉美感，古人称之为布白，也就是安排、创造新空间价值的意思。书写之道与为人处世之道是一致的。有书画大家谈道：悟透书道而日用，则心性定之，动静谐之，涵养成之，才俊出之。故书道亦如参禅，贤者不可以不修。书法绘画给人们带来的是身心的彻底放松，人们在转移注意力时，也转移了日常的压力和焦虑情绪。而身心的平静可使我们的内心充满能量，获得解决难题和应对困难的力量。

二、花道与养生

约2000年前，我国已开始出现原始的插花雏形。插花在唐朝盛行于宫廷、寺庙中。宋朝时插花艺术已在民间普及，受到文人的喜爱。各朝关于插花的诗词很多。插花艺术至明朝已达鼎盛，有插花专著问世。如张谦德著有《瓶花谱》，袁宏道著有《瓶史》，它们在技艺和理论上都相当成熟和完善，风格上，自然抒情，优美朴实，淡雅明秀，造型简洁。后来插花艺术逐渐在民间衰落。直到近十年来，随着人民生活水平的逐步提高，插花才逐步回到了人们的生活当中。插花被视为艺术，是天人合一的宇宙生命之融合。插花以"花"为主要素材，用独特的风格来创造一种情境。在三度空间中，光和影使所在的环境产生新的、独特的视觉效果。在瓶、盘、碗、缸、筒、篮、盆七大花器内，创造出集天地无穷奥妙意境的盆景类花卉艺术。东方式插花崇尚自然，讲究优美的线条和自然的姿态，其构图布局高低错落，俯仰呼应，作品清雅流畅。按植物生长的自然形态，有直立、倾斜和下垂等不同形式。

在生活节奏日渐加快的今天，插花成为人们享受"慢生活"的一种体现。在插花过程中，人们可体会到源自心底的愉悦、宁静与安详。人们在花香中修剪、造型，紧张的情绪得到舒缓，在插花的体验中认识自己、感受自己、完善自己，提高内在修养。

"一花一世界，一叶一菩提。"这句话点悟了一片绿叶狭小的内心，花开花落、云卷云舒，生命本是一个奇迹，然而这奇迹中却有太多无奈与酸甜苦辣。就如在生活中，我们努力工作，善待朋友，体贴家人，辛苦付出，周围的人却对你时有不满。到底是人们要求太高，还是人心不知满足？这些问题使我们苦恼、郁闷，也使我们精疲力竭。我们不停地寻找答案，答案其实是找不到的。然而，只要你放开心头的一切，暂时丢开困扰你的难题，沉浸在插花过程中，把蔫了的花朵换掉，给房间重新换上鲜活的"新品"，看着色彩缤纷的奇观异境，闻着满屋沁人心脾的花香，就会有所感悟，人与人之间的千差万别是多么正常，就像千姿百态的鲜花。人的一生就是体验和享受，人生百味都要去品尝，而生活的芳香更是我们不可缺少的内容。放慢脚步，抛开脑中那些繁杂的是是非非，细细感受

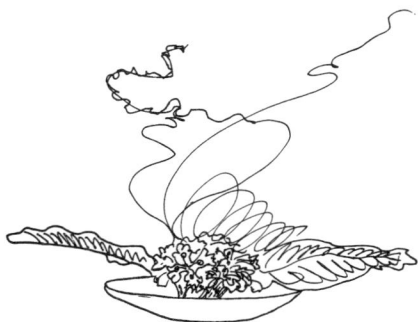

一件怡情养性之事的整个过程。原来，快乐并不仅仅是停留在脸上的一个愉悦表情，它更像一股清泉缓缓流淌过近乎干涸的身体，让我们整个人都变得滋润、生动起来。此时，别人的打击、误解和生活的艰难将渐渐变得微不足道。

专家提醒：在花艺上，不一定要上培训班，网上自学也可，随自己的心情随意摆造型也行，花材的选择上也不必刻意追求名贵花草，在野外随手采到的无名花也可以变成一盆赏心悦目的景色。

三、茶道与养生

茶主要分六类，包括红茶、绿茶、黑茶、黄茶、青茶（乌龙茶）和白茶。茶道是通过品茶活动来表现一定的礼节、人品、意境、美学观点和精神思想的一种行为艺术。它是茶艺与精神的结合。茶艺，有名，有形，是茶文化的外在表现形式。茶道是精神、道理、规律、本源与本质，它看不见、摸不着，要用心去体会。茶道以茶艺为载体，学习茶道，因茶而衍生的茶道养生学更是养生界的奇葩。茶道精神是茶文化的核心，是茶文化的灵魂，是指导茶文化活动的最高原则。中国的茶道精神是和中国的民族精神、民族性格的养成、民族的文化特征相一致的。茶道具有一定的时代性和民族性，涉及艺术、道德、哲学、宗教以及文化的各个方面。唐代陆羽强调"精神俭德"的人文精神，追求恬静舒适的雅趣。佛教茶礼讲究安寂，幽静是品茶、修禅共同的文化情韵。民间茶事由南到北的普及与兴盛，使茶道发展呈现多极化，具有深刻的内涵。

中国茶道讲究五境之美，即茶叶、茶水、火

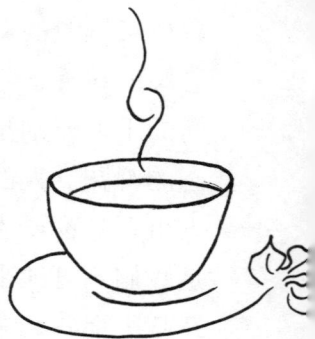

候、茶具、环境，以和、敬、清、寂为基本精神，以求"味"和"心"的最高享受，被称为美学宗教。承唐宋遗风，茶道带有东方农业的生活气息和艺术情调。茶道基于儒家的治世机缘，倚于佛家的淡泊节操，洋溢着道家的浪漫理想，借品茗倡导清和、俭约、廉洁、求真、求美的高雅精神。

中国茶道是追寻自我之道。人们可以在小小的茶壶中体悟宇宙的奥秘，寻找人生的静谧，找到人生的另一番境界。修习茶道能使人提升个人素养，完善人格，超越自我。中国茶道具有修身和养性的功效。宋徽宗赵佶是中国古代唯一一位撰写茶书的皇帝。他在《大观茶论》中写道："至若茶之为物，……冲淡简洁，韵高致静。"明代文学家徐祯卿《秋夜试茶》诗云："静夜凉生冷烛花，风吹翠竹月光华。闷来无伴倾云液，铜叶闲尝紫笋茶。"这些诗句反映的就是禅茶一味的意境。

古今中国的茶道并不仅仅满足于修身养性的发明和仪式的规范，而是大胆探索茶饮对人类健康的积极作用，创造性地将茶与中药等多种天然原料有机结合，使茶饮在医疗保健中的作用和地位大大提高。这就是中国茶道最具实用价值的方面，也是茶千百年来一直受到人们喜爱的原因。

四、香道与养生

人类对香的喜好有如蝶之恋花、木之向阳。香，在馨悦之中调动心智的灵性，于有形无形之间调息、通鼻、开窍、调和身心，妙用无穷；它灵动高贵而又朴实无华，玄妙深邃而又平易近人。它陪着中华民族的历代先贤走过了五千年的沧桑岁月。

学习香道是一种适度用脑、专一心志的活动。人们在学习的过程中可暂时远离烦恼，心神舒畅。香道休闲的精髓和目的重在养生，因此香道并非只是人们日常看到的焚香和闻香味而已，而是将养生之道融入生活，让人在健康的生活中去体会人生之乐。宋代陈去非的诗作《焚香》在一定程度上可代表中国古人对香的评价：

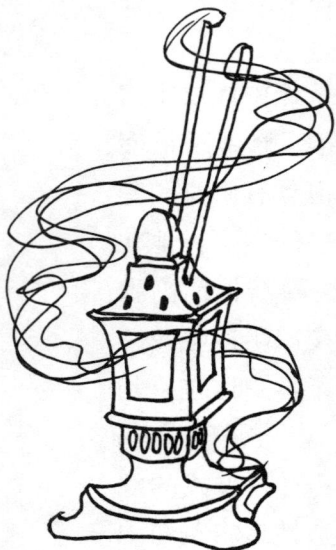

> 明窗延静昼，默坐消尘缘；即将无限意，寓此一炷烟。当时戒定慧，妙供均人天；我岂不清友，于今心醒然。炉烟袅孤碧，云缕霏数千；悠然凌空去，缥缈随风还。世事有过现，熏性无变迁；应是水中月，波定还自圆。
>
> …………

香道可由不同层次、不同形式的活动来实现，用香汤沐浴、品香等都是香道内容。李时珍的《本草纲目》也有很多关于薰香与香料的内容。例如，香附子，"煎汤浴风疹，可治风寒风湿""乳香、安息香、樟木并烧烟熏之，可治卒厥"。香道可打造优雅的环境，增添艺术气息，让人在一呼一吸中得到心灵的净化和情感的升华。在茶室里用香给人带来更加富有文化意味的情感体验。香道与茶道就像是一对孪生兄弟，深具文化韵味。宋朝苏轼的《和黄鲁直烧香》云：

> 四句烧香偈子，随风遍满东南。
> 不是闻思所及，且令鼻观先参。
> 万卷明窗小字，眼花只有斓斑。

一炷烟消火冷，半生身老心闲。

古代文人常把斗香、品茶、插花、书道等结合在一起，进行丰富多彩的艺术活动。初学之人，开始时要学会忙里偷闲，静下心来，燃一炷香，泡一泡茶，插一插花，练一练字，画一幅画，享受闲情逸致，待心灵有所感触、有所需求，再自然而然往道中去，心性就会由小变大，世界外物便会相对变得渺小，这便是养性。

第二节　传统艺术与养生

养生，除了养身体，还要养气质。艺术文化养身是以满足人们的精神需求为基础，以沟通情感、交流思想、拥有健康体魄与心态为基本内容，以张扬个性、崇尚独立、享受快乐、愉悦精神为特征的养生方式。

"仓廪实则知礼节，衣食足则知荣辱"，在物质生活条件不断提高的同时，精神和心灵的满足成为人们追求的生活目标之一。艺术文化养生让人们有所学、有所为、有所乐。艺术文化养生的形式内容丰富多彩，有促进身心健康与平衡、具有文化内涵的传统艺术活动，如书法、国画、戏剧、诗词、声乐、舞蹈文雅艺术；有传统健身与技击活动，如内家拳（如太极拳、八卦掌等）和外家拳、瑜伽、健身气功等传统艺术活动；还有具备时代特色的互联网和摄影活动等。

一、声乐艺术与养生

音乐鉴赏

音乐是一种特殊而富有情感表达力的艺术，悠扬美妙的乐曲能让人放松精神，消除紧张情绪，陶冶心志。歌唱可使呼吸舒缓，全身肌肉松弛，使大脑皮层得以放松，人体内环境达到稳定与平衡的最佳状态。音乐可以调剂人们的精神生活，改善人的精神状态，起到预防、治疗心理与情志疾病的作用。

音乐首先感受于心，而心在中医学说中主宰着人的神与志。一曲活泼欢快的乐曲能使人精神振奋；一首优美雅静的乐曲可让人畅志舒怀，安定情绪；一曲悲哀低沉的乐曲，催人泪下，使人悲伤不已。以下乐曲风格各异，作用也各不相同。

古琴曲《流水》、琴歌《阳关三叠》和二胡曲《汉宫秋月》等对克服烦躁、易怒的情绪有帮助。

古琴曲《梅花三弄》《春江花月夜》和广东音乐《雨打芭蕉》等有助于减轻内心的焦虑不安。

笛子独奏《喜相逢》、二胡独奏《光明行》、京胡独奏《夜深沉》《步步高》《春天来了》《啊，莫愁》等可振奋情绪。

《彩云追月》《牧童短笛》《十五的月亮》等可使紧张的精神放松，缓解疲劳。

《二泉映月》《摇篮曲》《军港之夜》等有一定舒缓和催眠的作用。

我们可用静赏法或背景法来欣赏音乐。前者指静静地倾听欣赏，与音乐融为一体，在不知不觉中达到心理的平衡；后者把音乐作为活动的背景音乐，让人在音乐环绕的情景下活动，在音乐的暗示下调节人的情绪。我们在倾听音乐的同时，积极配合放松训练，调适效果更好。对许多人来说，音乐不过是消遣，是简单的消费品或者嘈杂场所的背景声，其实不然，古今中外的不少著名艺术家一致认为：声音中蕴含真正的力量！古希腊哲学家柏拉图在《理想国》里写道："音乐比其他任何东西都要强烈，音乐的节奏感、和谐感能深入人的灵魂。音乐可以丰富、照亮、涤荡我们的灵魂。"

歌唱艺术

集体音乐活动，通常是在无竞争压力和安全和平的人际关系环境中，人们同声同气、放开喉咙高歌一曲，抒发情怀，通过音乐歌唱来自由表达自己的情绪、情感和思想。唱歌是人们思想和情感表达的媒介，是促进自我成长、感悟人生的途径。人们选择喜欢的音乐或自创音乐歌曲进行歌唱练习，在音乐活动中获得成功感，这种体验对于人们的自我价值的形成和自我正向评价很重要。

"笑一笑，十年少；愁一愁，白了头。"大家都知道笑对养生保健的作用，殊不知唱歌对人的身体也有同样的功效。唱歌可以调节人的不良情绪，对健康养生有很大益处，唱歌可以通心养性，排解不良情绪，缓解压力。唱歌时声带振动，产生声音的共鸣后，气流的进出增加了人体的肺活量，有助于改善心肺功能。唱歌对心肺产生的作用，就像体育锻炼对身体产生的功效一样，可以改善人体的新陈代谢。

朋友们，学习唱歌具有哪些健康养生的功效呢？

提高免疫功能。压力使人的免疫系统功能下降，唱歌是缓解压力的有效办法。当你情绪稳定、心情好转的时候，就会感觉压力减小了。唱歌有助于改善身体的内环境平衡，改善代谢和排毒功能，增强免疫系统功能。国外相关研究显示，长期参与唱歌的人在每次训练完后，其体内免疫球蛋白IgA含量比正常人高出1.5倍。这项研究证明，唱歌确实能够提高人体的免疫功能，提高机体抵抗外界病菌侵袭的能力。

疏导情绪。人们唱歌后不良情绪会得到排泄，容易与周围的人产生情感共鸣，常感到自己处于感情和谐的氛围中。

改善记忆。边唱边想，边想边思维，使思维活跃。人在发声的过程中脑部血流量和氧气的交换频率增加，可促进大脑的新陈代谢。因此，唱歌是一个健脑的过程，有助于提高记忆力。

肌肉锻炼。唱歌时，口腔、胸部、腹部的肌肉全面参与运动，不同部位的肌肉都得到强化锻炼，从而可改善肺功能，加大肺活量。

调合血脉。唱歌可怡养五脏。《乐记》云："音乐者，流通血脉，动荡精神，以和正心也。"爱好音乐可培养人的性情，调节人的心智，还可以促进脾胃运行，旺盛食欲，善制躁怒，善消忧郁，通调血脉，启迪心灵。

人们可以在寂静的山林、河边、田野里引吭高歌，也可以在公园里浅吟低唱，使自己游离于现实之外，达到物我两忘的境地，摆脱当下的烦恼，沉浸在优美的旋律之中。

亲爱的朋友们，学习唱歌吧！歌声能调动人们的激情，振奋人们的精神，有助于养成乐观、积极向上的性格。歌声使我们延年益寿，享受美好的人间生活，我们这个时代需要歌声，我们的健康与养生少不了歌声。

中医六字诀功法

祖国传统中医早就认识到声音具有保健和养生的功能。中医认为："天有五音，人有五脏，天有六律，人有六腑。"古书记述了宫、商、角、徵、羽这五种不同的音阶，并进一步将它落实到五脏，就有了"脾在音为宫，肺在音为商，肝在音为角，心在音为徵，肾在音为羽"的论述。人们练习随呼气读字发音，吐出不同的气流，从而振动不同的脏腑，以调补五脏六腑，达到祛病健身的目的。具体内容如下。

"嘘"字治肝病。角音口型，简谱唱"3"（Mi）。嘘（xū）为牙音，正对应于肝（胆），五行为木。角音散邪，可以舒肝郁，平肝阳之上越。肝属东方木，角音配肝，可以治肝火旺、肝虚、肝大等病。

音乐谱举例：养肝可听《花儿为什么这样红》《胡笳十八拍》。

"呵"字补心气。徵音口型，简谱唱"5"（So）。呵（hē）为舌音，正对应于心，五行为火。徵音散心火。夏日火热炎蒸，心火上炎则咽喉肿痛，心烦不安，口舌生疮，心绞痛等。心属南方火，徵音配心，可以平心火。

音乐谱举例：养心可听古曲《高山流水》。

"呼"字补脾气。宫音口型，简谱唱"1"（Do）。呼（hū）为喉音，正对应于脾，五行为土。宫声有运化水湿的作用，促进水液代谢，把人体需要的水液运输到各组织中。脾属中央土，宫音配脾土，呼音治呕吐、腹胀、黄疸、头疼发热、四肢无力、心烦不眠、

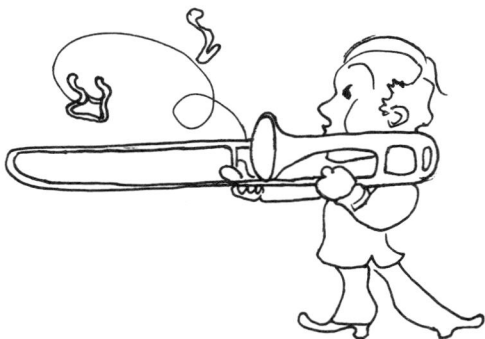

浮肿及大便不成形等。

音乐谱举例：养脾可听古曲《汉宫秋月》。

"呬"字治肺病。商音口型，简谱唱"2"（Rei）。呬（sī）为齿音，正对应于肺，五行为金。商音有吐故纳新、促进新陈代谢的作用。肺属西方金，商音配肺，可以治咳嗽、气喘、胸闷、肩背痛、风寒感冒等病。

音乐谱举例：养肺可听陕北民歌《山丹丹花开红艳艳》。

"吹"字治肾病。羽音口型，简谱唱"6"（La）。吹（chuī）为唇音，正对应于肾，五行为水。羽音能促使命门加强活动，驱邪外出，涌泉之井水上升，转注心色功效。肾属北方水，羽音配肾，可以治疗耳鸣、眼花、脱发、腰痛等肾病。

音乐谱举例：养肺可听云南民歌《小河淌水》。

"嘻"字治三焦病。变宫口型，简谱唱"7"（Si）。"嘻"（xī）通少阳经脉，正对应于三焦，既可疏通胆经，又可疏通三焦经脉。中医认为"少阳为枢"，通少阳即可调理全身气机，三焦的作用正是通行全身诸气。变宫之声通利三焦，调和营卫。三焦属北方水，变宫配三焦，可以治气血瘀塞，寒热往来，口苦心闷，恶心腹胀等三焦不畅的疾病。

二、舞蹈艺术与养生

舞蹈是一种表演艺术，它以有节奏的动作为主要表现手段的艺术形式，自古以来就受到人们的喜爱。身体的最佳表现手段——舞蹈表达出的肢体语言是人们内心情感的流露和抒发，可以化解精神压力和疲劳。实际上舞蹈也是一种养生运动，我国古代思想家强调人的精神在人体生命活动中具有重要作用，保养精神需要修身养性，而舞蹈在保持心情愉快、调养精神方面可以说是最好的方式之一。

学习舞蹈能够达到哪些养生的目的？

每天跳舞30分钟，每次不少于10分钟，便会为身体带来莫大的益处。

强健骨骼，大大降低骨质疏松发生的概率。

增强心肺功能，促进血液循环。

减少患冠心病、高血压、糖尿病及肠癌等疾病的概率。

增加关节的灵活性和柔软度，减少受伤的概率。

消耗热量，降血脂，减肥，维持合理的体重。

随着音乐翩翩起舞，可消除压力，促进心理健康。

与亲朋好友共同参与，可成为增进感情的纽带。

与同道友人共舞，能扩展生活圈子，结识更多志同道合的朋友。

学习舞蹈可根据自己的爱好，选择中外风格各异的民族舞、现代舞、交际舞等。目前流传最广、参与人数最多的是在公园、广场等公共场所常见到的社区舞蹈（又称作"坝坝舞"）。社区舞蹈活动是由社会各阶层人员广泛参与形成的一种舞蹈文化现象。作为群众性的健身方式，社区舞蹈早在几千年前就已出现，社区舞蹈产生于人类的早期生产、生活、劳作中，发展源于民间，也扎根民间。社区舞蹈属于自然舞蹈，以群众为主体，以自娱自乐为目的，是社

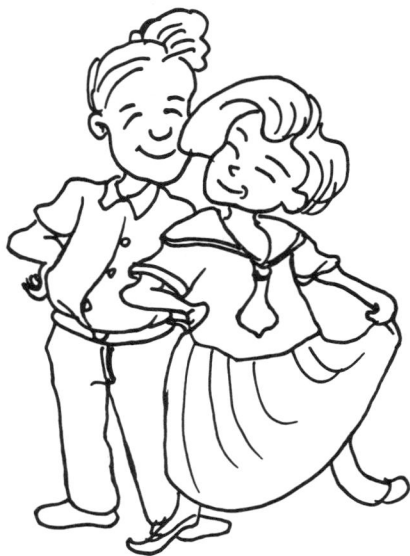

会大众生活态度的表现。人人都可参与其中，旨在锻炼身体、交流情感、增进友谊。

在全国各地，社区舞蹈已成为人们休闲时热衷的养生锻炼方式之一。社区舞蹈之所以受到人们的追捧，在于它简单易学，没有门槛，只要能够跟上音乐节奏，随意摆动胳膊与腿脚，再加上扭动身体，就可以翩翩起舞了。自愿参与，进退自如，让参与者没有心理压力和顾虑。跳得好的，作为主力军一般会站在最前列；跳得不好的，跟在后面学习，实在跟不上或者觉得不好意思跳的，旁观也可。这样自由掌控的社区舞蹈形式，既能满足跳舞爱好者的心理成就感，也能让想学习、想锻炼身体的参与者有机会去体验舞蹈的快乐，还能聚集一批兴趣爱好相似的人，使之成为志同道合的朋友，使人们生活得更充实，增添许多生活乐趣。最重要的一点，社区舞蹈的学费完全是"白菜价"，一些兴趣爱好者组织的公益性志愿活动，让人们不用花钱就能学艺，且想学多久就学多久，也不会强迫你一定要掌握标准规范、高难度的动作，也没人要求你必须取得何种成绩。

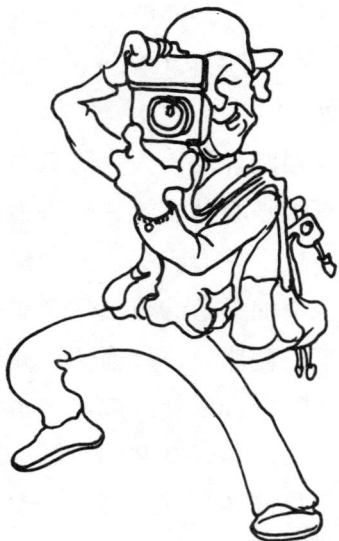

三、互联网技术与养生

互联网技术的飞速发展打造了无数健康与养生的保健网站和共享平台，智能手机的广泛使用使平台"互联网+养生保健"逐渐进入大众视野。近年来，养生保健知识的普及与互联网技术的成功对接密切相关。广大群众利用互联网平台提供的有利环境，学习健康养生知识。这得益于互联网丰富的共享资源，大量养生保健知识因此得到推广，社会各阶层人群受益匪浅。"互联网+养生保健"的学习模式使养生保健知识集综合性和科学性于一体，影视照片齐全，图文并茂、丰富多彩、直观形象，备受欢迎。人们可随时随地查阅，学习方式丰富且灵活。崇尚养生保健之道的人士通过互联网传递健康理念，又让更多的人接受健康知识熏陶，共同营造崇尚健康生活的氛围，给人们带来生活乐趣。

四、摄影爱好与养生

摄影是集运动和创造为一体的活动。摄影可以把大自然中美好的瞬间留作永恒，让人发现美、创造美。当你面对一幅美丽的画面按下快门或者捕捉到独特的场面时，你一定处于兴奋和狂喜中，整理相片时，观看自己的作品，又回味无穷。这项活动既可使日常生活富有情趣，又能陶冶情操。把摄影成果分享给别人，常常使人获得很大的成就感、满足感。摄影可使人愉悦，有神奇的心理调节功效。人们在进行摄影艺术创作时，即进入了感知大自然与人类美的境界，从而使我们的眼界、胸怀和修养更上一个层次。同时，摄影还可以强身健体。因摄影爱好者，多是热爱运动之人，有时为拍摄湖光山色的奇丽风光，他们身处崇山峻岭之中和江河湖泊之上，认真观察和快速追踪，抢拍人物和动物的活动以及植物生长的美妙镜头，或静候于动植物旁"守株待兔"，或奔走于闹市街头人流之中……为了迅速、准确地捕捉到那美妙的瞬间，摄影者四肢勤于运动，五官时刻保持警觉，大脑和精神长期处于敏锐和振奋的状态。

他们因此获得良好的身体锻炼、脑保健机会和远期的长寿效应。长期接触大自然，可摄取较多的负氧离子，对促进机体新陈代谢、调控血压、促进骨髓造血功能十分有益。一方面，人们在野外活动时接触阳光中的红外线和紫外线，可提高机体的免疫功能，减缓机体衰退。另一方面，创作摄影作品的过程又是不断观察和选择的过程，摄影可促进摄影者的视觉和思维运动，改善脑内血液循环，帮助摄影者把大脑的血流量、神经细胞的兴奋调节到最佳状态，防止脑细胞萎缩，延缓血管的老化和脑沟增宽的进程。而且，摄影创作又是追求美的艺术，很多艺术照片是真实生活和艺术的切实融合，人们在向往美、追求美的过程中可提高审美心理和审美情趣，对于活跃大脑、美化心灵、陶冶性情都具有积极的作用。所以，摄影活动使作者心情愉快，神清气爽，身心更加康泰，从而达到延年益寿的效果。摄影创作也是沟通亲人、朋友心灵之间的桥梁，通过创作可加深人与人相互间的理解和交流，融洽人际关系。

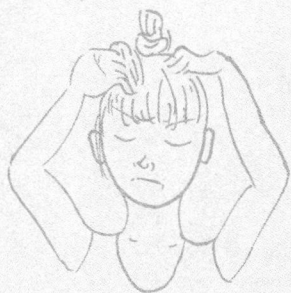

第三篇　国学与养生篇

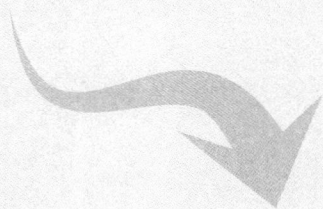

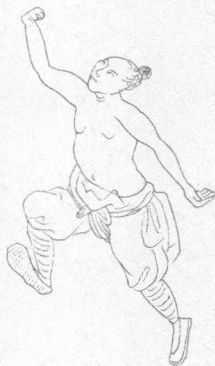

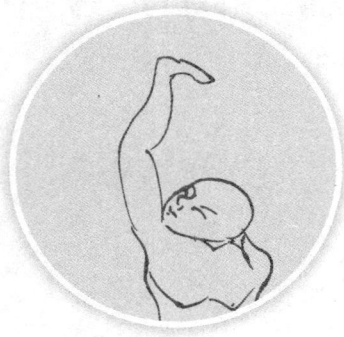

第一节　中医与养生

今天，科技突飞猛进，经济快速发展，为我们带来了高度发达的物质文明，与此同时，科技进步也使世界范围内的各行各业进入日益加剧的竞争状态。一部分不适应社会巨大变革的人，在压力下出现了各式各样的生理、心理疾病。一个人如果没有健康的身体，要立足于当今社会，胜任各种高强度的社会性工作将会困难重重。因此，健康防病活动应该成为全国性、全民性的运动，国家的繁荣富强与老百姓强壮体质的健康活动应该同步发展。在上下五千年的文明史中，中华民族在追求健康和与疾病斗争的长期过程中，总结出了具有中国特色、内涵极其丰富的中医养生学思想，这是中华民族传统文化中的一大瑰宝。中医养生学的典范是《黄帝内经》，书中提出"不治已病治未病"的观点警示人们从生命伊始就要注意养生，科学的养生观应该具备预防观、整体观、平衡观、辩证观。

预防观指在健康或亚健康状态下，预先树立未病先防、未老先养的养生观，才能保健防衰和防病于未然，这种居安思危、防微杜渐的哲学思想是中国文化的精华。整体观指人与天地大自然相呼应、身体外形与内在精神兼备，强调人和自然环境、社会环境的协调统一，人既是自然界的人，又是社会的人，影响健康和疾病的因素，既有生物因素，又有社会和心理的因素，讲究体内气化升降以及心理与生理的协调一致。平衡观指人体的养生离不开阴阳协调，其核心内涵是调整阴阳、补偏救弊。在人体正常生理状态下，应保持阴阳相对平衡。如果一方偏衰，或一方偏亢，人体正常的生理功能就会紊乱，出现病理状态。辩证观指自身身体能根据在不同时期不同条件下的情况变化做到动静有常、和谐适度，它强调生命在于运动。因为运动是生命存在的特征，人体的每一个细胞无时无刻不在运动着，同时又要根据实际情况进行静坐与放松，增进健康，预防疾病，达到延年益寿的目的。中医养生观是通过养精神、调饮食、练形体、慎房事、适寒温等各种养生方法来实现的，是一种综合性的强身益寿理念。下面我们与朋友们谈一谈传统中医养生学的思想、理念，以及对我们生活、工作的具体指导。

一、《黄帝内经》十二时辰养生法

中国传统医学着眼于整体和全局，强调人与自然的协调统一、全身各系统组织间的协调统一。十二时辰养生法将一天24小时划分为十二个时辰，每个时辰由不同的经脉"值班"，人体内的精气就像潮水一样，随时间的流逝，在各经脉间起伏流注。人们如果能够在起居作息方面顺应这种经脉的变化，就可取得很好的养生效果。下面对十二时辰养生法做简要描述。

子时（23点到次日1点）：子时是胆经当令（指当班）。一年之阳生于子月的冬至，一日之阳生于子时，人身之阳亦生于子，而这个"子"就是胆。在天干地支纪年法中，甲子排在第一位，而甲和子对应的也就是胆。《黄帝内经》里有一句话叫作"凡十一藏取决于胆"，就是说人体内有11个脏器都依赖于胆经的功能支持，一天中最黑暗的时候为子时，正是身体中阳气开始生发的时刻，需要有足够的优质的睡眠以保证胆经获得充足的能量。人们应在23点之前入睡，依靠睡眠把人的生机慢慢养起来，子时的睡眠养好了，实际上就是把人体的阳气养护好了。而人的寿命与睡眠关系很密切，现在不少人长期熬夜，还有很多人习惯23点以后开始工作，这是非常伤害身体的糟糕习惯。

丑时（1点到3点）：丑时是肝经当令，这时一定要保持好的睡眠，否则肝气养不起来，静心养气是最好的保肝方法。要特别指出的是，不少中青年群体在这个时间段吃夜宵，尤其是节假日，这样会对肝造成极大的损伤，导致脸上容易长斑。

寅时（3点到5点）：寅时是肺经当令，这时恰恰是人体气血由静转动之时。它是通过深度睡眠来完成的，人睡得最熟的时候就是3点到5点，此时必须要有深度睡眠，最忌被打扰。

卯时（5点到7点）：卯时是大肠经当令，此时天基本上亮了，人们5点醒是正常的。这个时候我们应该开始正常排便，把垃圾毒素排出来。这个时候代表地户开，也就是肛门要开，所以要养成早上排便的习惯。中医认为肺与大肠相表里，肺气足了才会排大便。专家提醒患有心脑血管疾病的人群，不提倡早起锻炼，一定要晚点起床，并注意起床时、上厕所时、由坐变站时，一定要缓慢、小心。对健康人群而言，除冬季外，都应早起不贪睡，晨起可根据季节和地区的气候、温度情况来选择在室内或室外活动，如练习叩齿、摩面、"鸣天鼓"等，或进行太极拳、呼吸操、慢跑等适合自身身体情况的各种运动。

辰时（7点到9点）：辰时是胃经当令，早上活动后应喝一杯开水，用木梳梳发百遍，然后洗漱。早餐应该清淡，吃饱、吃好。早饭如同春雨一样金贵。这个时候是天地阳气最旺的时候，早餐所吃的东西最容易消化，吃多了也不易发胖。因为有脾经和胃经在运化，胃经是人体正面很长的一条经脉，故胃疼、膝盖疼、脚面疼都属于胃经病，这些地方都是胃经循行路线。此时，饭后可以百步走，但不宜做强度锻炼。

巳时（9点到11点）：巳时是脾经当令。脾是主运化的，早上吃的食物在这个时候开始运化。脾如果有病，我们的五脏六腑就都会不舒服，得所谓的富贵病，如糖尿病。如果人体出现消瘦、流口水、湿肿等问题，都属于脾病。这时，开窗通风后可从事脑力活动，但要注意劳逸结合，让眼睛得到及时休息。

午时（11点到13点）：午时是心经当令。午饭要吃好，营养价值应丰富一些。子时和午时是天地气机的转换点，人体也要注重这种天地之气的转换点。此时，睡子午觉最为重要。即23点和中午吃完饭以后睡觉，即使睡不着闭一会儿眼睛都有好处。因为天地之气在这个时间段转换，转换的时候我们要注意别搅动它，你没那么大的能量去干扰天地之气，那么我们应怎么办呢？应该歇着，以不变应万变。这个时辰一定要睡一会儿，即使只睡一刻钟，对身体都有很大好处。

未时（13点到15点）：未时是小肠经当令。小肠是主吸收的，它的功能是吸收被脾胃腐熟后的食物精华，然后把它们分配给各个脏器。午睡后可做少量缓和的运动，喝一杯茶或果蔬饮料。有心脏疾病者最早有可能表现在小肠经上，有的病人每天14点左右就会胸闷心慌，可到医院又查不出心脏有什么问题。心和小肠相表里，表为阳，里为阴，阳出了问题，阴也会出问题，反之亦然。小肠属于阳，是外表，外边敏感的地方出了问题，里边的心脏肯定也会出现问题。

申时（15点到17点）：申时是膀胱经当令。这是最好的学习时间，记忆力和判断力都很活跃。除用脑学习外，要注意多喝水。膀胱经从足后跟沿着后小腿、后脊柱正中间的两旁，一直上到脑部，是一条大经脉。小腿疼是膀胱经的问题，说明有阳虚，后脑疼也是膀胱经的问题。记忆力衰退和膀胱经有关，阳气上不来，上面的气血不够，就会出现记忆力衰退的现象。如果这个时候特别犯困，提示有阳虚的毛病。

酉时（17点到19点）：酉时是肾经当令。晚饭宜吃少、清淡，可以喝点粥。肾主藏精，精是人体中最具有创造力的原始力量。元气藏于肾，元气是我们天生带来的。人们的肾精是否充足的表现之一就是看人的志向。一般来说老年人精气不足，很少有高远的志向，而青少年精气充足，常志向高远。所以一个人要想做大事，首先必须保养好自己的肾精。

戌时（19点到21点）：戌时是心包经当令。心包是心脏外膜组织，主要保护心肌正常工作。心包经又主喜乐，前半段时间可参与一些娱乐活动。后段时间应为下一时辰做睡眠的准备，慢慢安静下来，静心养气，用冷水洗脸、温水刷牙、热水洗脚。睡宜采取右侧卧位。很多人出现心脏的毛病都可以归为心包经的病。如果你心脏跳得特别厉害，那就是心包受邪了，先是心怦怦地跳，然后毛病就沿着心包经一直走下去。

亥时（21点到23点）：亥时是三焦经当令。"亥"字在古文中是生命重新孕育的意思，三焦指连缀五脏六腑的那个网膜状的区域。你要想让身体状态在迎接每一天太阳的时候都有一个好的起点，就要从拥有好的睡眠开始。许多人存在入睡困难问题，但不管你多么忙，专家告诫：尽量在23点30分前进入睡眠状态。三焦一定要通畅，不通则生病。所以亥时我们应休息，让身体和灵魂都沉睡在温暖的黑暗中，让生命与身体在休息中达到休养生息的功效。

十二时辰养生法，其核心概念就是按照经络和脏腑的运动规律来调理，过有规律的生活，顺应日出而作、日落而息的规律，睡好子午觉，以达到养生的目的。

人们总结了十二时辰养生内容，编制了便于记忆的养生歌诀，请朋友们牢记在心并身体力行。

> 寅时天亮便起身，喝杯开水楼下行，
> 定时如厕轻如许，卯时晨练最宜人，
> 辰时看书戏幼孙，巳时入厨当灶君，
> 午时进餐酒少饮，未时午休要抓紧，
> 申时读报写诗文，酉时户外看流云，
> 戌时央视新闻到，闭目聆听好养神，
> 亥时过半快洗漱，子时梦中入画屏，
> 丑时小解一时醒，轻摩"三丹"气血盈，
> 脉络通畅心如水，一觉睡到金鸡鸣。

二、祖国传统养生之道清、调、补

人群根据健康状态可分为三类：5%的健康者，15%的患者和80%的庞大亚健康人群。亚健康状态的人群是指那些体内常堆积有不同程度的有害物质和毒素，对机体造成隐匿性损害，机体处于发病的前期，体内存在隐患却无大碍的危险状态的人群。在这个时期，人们需要对身体进行清、调、补的养护工作。清、调、补的核心理念就是：清理脾胃及肠道，调节气血与

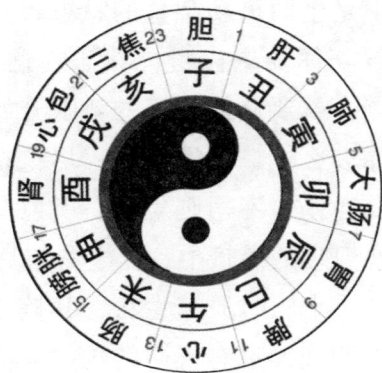

阴阳，补充营养和不足。

清：清除体内毒素。人体清除、排泄毒素常常通过六个通道，即身体内的血管、淋巴管和皮肤、呼吸道、肠道、泌尿道。肝脏是重要的解毒器官，各种毒素经过肝脏的生化代谢作用，变成无毒或低毒物质。人们日常饮食应多食黑木耳、胡萝卜、冬菇、大蒜、芹菜、黄瓜、海带、葡萄、柠檬、无花果、苹果等果蔬，以及蜂蜜、茶、糙米、豆类等食物帮助肝脏排毒。肾脏也是排毒的重要器官，它过滤血液中的毒素和蛋白质、脂肪等分解的废物，通过尿液排出体外，薏苡仁、赤小豆、西兰花、卷心菜、果汁、冬瓜、红辣椒、黄瓜，樱桃等有助于肾脏排毒。

调：调节机体的免疫功能。人体是一个有机的整体，免疫功能来源于免疫系统，与人体十大功能系统（如神经系统、内分泌系统）相互制约，相互影响，共同维持生命运动中的生理平衡。正气是指人体正常的功能活动和抗病能力，而邪气是指各种致病因素，病邪作用于人体，引起邪正相争，破坏了人体的阴阳平衡或使脏腑功能失常，则气血运行紊乱，容易产生疾病。若正气强盛，邪气消退，则疾病趋于好转、痊愈。若正气虚弱，邪气强盛，则疾病日趋严重，甚至恶化、衰亡。人体的免疫功能好，抗病能力就强。正所谓"正气存内，邪不可干"，因此要提早清理体内不利的有害因素，调节平衡。

补：补充营养。应注意了解我们吃进去的各类食物对自己的机体是否有利。人体必需的七大营养素水、蛋白质、脂肪、碳水化合物、矿物质、维生素、纤维素，我们缺哪些？应该补哪些呢？我们应该学习合理选择健康平衡食品的相关知识，平时注意保护脾胃功能。人体所需的能量是靠脾胃吸收、运化、输送到全身，然后调动心、肝、肺等气血，补充肾之元气，预防病害侵入。人们常忽视平时的养生保健，认为自己处在健康状态，谁知身体犹如大坝，"千里之堤，溃于蚁穴"，往往是在出现了疾病的信号后才开始治疗。但"冰冻三尺，非一日之寒"，许多疾病的疗效因而常常不尽如人意。清、调、补提倡健康体魄的养生之道，通过清除体内毒素、调节机体机能、补充均衡营养和平衡阴阳五行的作用来调节人体与外界的平衡，达到预防保健、强身健体、延年益寿的目的。这种方法因人、因时、因地制宜，在不同的节气、地域、时间，采用不同的方法进行调补，方能达到"天人合一，相呼相应"的和谐状态，这是祖国传统养生之道的奥秘所在。

三、阴阳五行与自然界的对立统一

祖国传统医学的阴阳五行木、火、土、金、水，是构成世界最基本的物质。阴阳五行对立统一的整体观认为，人与自然存在阴阳五行相生相克而滋生、衰亡的规律。它所对应的是自然界的五季，即春、夏、中、秋、冬，对应人体来说，则依次对应五脏，即肝、心、脾、肺、肾；对应六腑，即胆、小肠、胃、大肠、膀胱、三焦；对应五官，即目、舌、口、鼻、耳；对应五气，即风、暑、湿、燥、寒；对应五味，即酸、苦、甘、辛、咸；对应五方，即东、南、中、西、北；对应五志，即怒、喜、思、悲、恐；对应五液，即泪、汗、涎、涕、唾。

世界本身是阴阳对立统一的结果，人体是一个统一的整体，万事万物都离不开阴阳，有"孤阴不长，独阳不生"之说。阴和阳代表着相互对立又相互联系的物质属性，人与自然都与五行金、木、水、火、土不可分割。木曰曲直升发、条达通畅而为阳，水曰润下而为阴，火曰炎上而为阳等。而阳中有阴，阴中有阳，如水润下为阴，而水面为阳，水底为阴，犹如人体的五脏心、肝、脾、肺、肾，在阴阳平衡的状态下，相互滋生、相互助长，任何脏器受到不良影响都会累及其他脏器。同时，与五脏相表里的六腑胆、大肠、胃、小肠、膀胱、三焦也会同样受累。通过五脏六腑与形体诸窍的联系、与精神活动的关系，来沟通体内外环境之间的联系，维持其相对的平衡协调，五行以相生相克来调节体内脏器达到平衡。了解五行与自然界的关系，再推演出方位、季节、邪气、脏腑及口味的变化，五官九窍的异常感应及神经的反射，无处不在的各种征兆，提醒我们身体的改变，帮助我们分析可能发生的疾病。我们应采取清、调、补的方法来维持人体与自然生态的平衡。

当今社会环境污染严重，人食五谷杂粮难免吸收一些有害物质，首先伤害到的是脾胃，而先天之元气（肾气）充足与否要看脾胃功能有无伤害，人体靠脾胃把产生的能量输送到全身脏腑，补充肾之元气。

人与其他生物一样，都离不开生、长、壮、老、死的自然规律，但人为的力量可以促进生长发育、增强体质、延缓衰老，以至避免夭亡，其关键就在于积极的保养、预防和及早诊断治疗。早在春秋战国时期，《黄帝内经》就提道："圣人不治已病，治未病；不治已乱，治未乱……"也就是说，没病的时候要预防疾病的发生，若已经得病则应尽早治疗，阻断疾病的发展。善于养生的人，常先处理没有发病时的隐患，驱除潜伏于体内外的种种危险因素，这是祖国传统养生文化的独到之处。

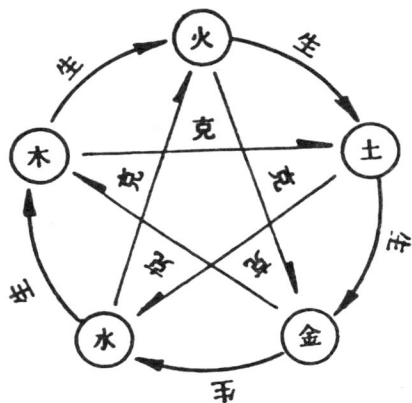

第二节　宗教与养生文化

宗教是人类社会发展进程中特殊的文化现象，是人类传统文化的重要组成部分，它影响到人们的思想意识、生活习俗等方方面面。宗教文化渗透到了本地的哲学思想、伦理道德、法律、教育、生活习俗、文学艺术、音乐、建筑、绘画、雕塑、旅游、诗歌等方面。宗教文化不仅在教徒的精神生活中发挥作用，而且对整个社会的精神文化生活也产生了极大影响。中国宗教哲学思想源远流长、博大精深。中国的古典宗教哲学主要以儒、佛、道为代表。

中国传统文化与儒、佛、道紧密联系。宗教康养文化倡导"四养"的理念。所谓"四养"，即养眼、养心、养身、养生。养眼是指多接触、多观看绿色生态环境；养心是指调养平和的心态，对世事宽容、无怨无恨；养身是指保养维护身体健康，没有疾病；养生是指精神和身体的高度和谐，高品质的生活与生命的延续。"四养"精神结合了儒、佛、道文化，是宗教养生文化的精髓。

一、道教与养生

道教与我国传统的中医理论、中医养生学有着密不可分的联系。道教是一种发源于中国古代的本土传统宗教。道家认为"天地与我同根，万物与我同体"，在人与自然的关系上强调"天人合一"，在人与万物的关系问题上主张"一切万物，人最为贵"。道教是在汲取我国古代养生学与医学思想的基础上发展起来的，古代养生学与医学是道教思想的重要来源之一。同时，道教又进一步推动了我国的养生学与医学的发展。历史上不少著名的道教徒或道教学者就是著名的养生学家和医学家，如葛洪、陶弘景、孙思邈。他们对中国的医学和养生学做出了杰出的贡献。因此，大力开掘道教养生学这一历史文化宝藏，把祖国的传统养生学与中医学发扬光大，是一项重要的任务和光荣的使命。

部分道教养生的代表著作

《道德经》（老子著）是道家的一部经典著作。鲁迅说过："不读《道德经》一书，不知中国文化，不知人生真理。"老子以"清静为天下正""清静无为"为修道之本。《道德经》十六章"致虚极，守静笃"，强调了致虚守静的修养。"致虚"就是要消除心灵的蔽障，理清混乱的心智活动，而后才能"守静"。通过"静"，深蓄厚养洞察力，才会"知常"，逢凶化吉。其以"道"解释宇宙万物的演变，认为"道生一，一生二，二生三，三生万物"，认为"道"有自己的运行规律，"人法地，地法天，天法道，道法自然"。老子要求人们用天道来指导行为，效法自然，尊重规律，讲究天人合一。正如《黄帝内经》所说："上知天文，下知地理，中知人事，可以长久。"老子告诫我们，不要过分看重名利财货，不能贪得无厌、不知满足，那样会自身难保，无论什么样的养生方法都于事无补。只有知足，才不受辱；只有知止，才没有危险，这才是养生的妙道要诀。老子所说的养生，是大养生，不仅仅是通过食物、药品、运动等保持身体健康那么简单。道教养生家从"道生万物"的本体论出发，认为人的生命也是由道化生，是道的一部分，长生是体现道的一种最好形式，因而他们把关切的目光投向对生命的呵护，并把"与道合一"视为实现人生价值的最终目标。

《淮南子》（刘安著）是道家的又一部经典著作。该著作认为人体生命是形、气、神的统一。道教养生家认为，形是生命存在的物质基础，气是人体生命活动的动力和源泉，神则是人体生命活动的控制和主宰。三者各处其位，各司其职，缺一不可。如果三者缺其位，乱其职，失去和谐统一，人的生存就会受到影响，甚至死亡。《淮南子》认为，人们的本性原本清静如水，但却被自身的欲求之心所纷扰，使精神意志陷入疲劳追求外物、满足欲望的泥坑中。人们如要养生得宜，就必须消除产生"嗜欲"的心理基础。《淮南子》将心看作是影响形、气、神的关键，认为人们只要养心得宜，则"精神盛而气不散"，形骸亦会完善。反之，如若人们在养"心"过程中，躁动多欲，为外物所诱，那么形、气、神便会发生消极变化，导致人们身体状态恶化。《淮南子》强调，养生重在内养其"心"，外养其"气"，道教养生家在其对生命的长期探索过程中形成了形神并养、性命双修、德术并重、顺乎自然等不同于其他宗教的独具道教特色的养生理论。

　　《庄子》（庄子著）在哲学、文学上都有较高的研究价值。它和《周易》《老子》并称为"三玄"。《庄子·养生主》是《庄子》第三篇，专谈"养生"之道。"养生主"意思就是养生的要领。庄子养生倡导去物欲，致虚静，以养神。养生之道重在顺应自然，忘却情感，不为外物所滞。庄子认为：私是百症之根，一个人只有心底无私，才能胸怀大志；不计较功名利禄，才会知足常乐，乐观坦荡。庄子提倡清静，有志之士应当磨炼自己的自控能力；庄子提倡寡欲，"人欲不可饱，亦不可纵"，纵欲则必招祸，少性欲就不会损精伤神，节食欲就不会劳气伤身，寡官欲就不会积虑伤心；庄子提倡乐观，他形象地比喻说，水泽里的野鸡，十步一啄，百步一饮，逍遥自得，情绪乐观，因之得以保生，而鸟儿关在笼中，羽毛会憔悴，意志消沉，低头不鸣，因之难以全生，提倡人生在世，要"安时而处顺，哀乐不能入"，乐观豁达。《庄子》说：

"吐故纳新，熊经鸟申，为寿而已。此道引之士、养形之人，彭祖寿考者所好也。"由此可见，道家所倡导的古代导引术从其产生开始就是用于健身、治病、防病的。

《抱朴子》（葛洪著）作者是晋代著名道教学者，是魏晋道教思想的集大成者，也是中国道教史上第一部系统的理论著作。《抱朴子》分《外篇》和《内篇》，《外篇》主要讲人间得失，《内篇》主要讲神仙方药、养生延年。其养生思想是贯穿《抱朴子·内篇》的一条主线，书中详尽阐述了作者的养生思想，它从预防为主的思想出发，首先提出"养生以不伤为本"，认为良好的生活习惯利于长寿，他对于导引术和吐纳呼吸等养生术十分重视。《抱朴子·释滞》中指出："行气可以治百病……或可以延年命，其大要者，胎息而已。"首次提出了"胎息"功法，并详述其要领。《抱朴子》养生观对养生学的发展影响深远，养生观的核心思想可以概括为以气为本的人体观，不伤不损的防病观，借众术以共长生的养生观。《抱朴子》中论及的植物，如灵芝、茯苓、地黄、麦冬、巨胜子、楮实子、黄精、槐实、菊花，经现代研究证实，确实具有防老抗衰、益寿延年的作用。《抱朴子》的养生术内容极其丰富，分属两大类：一部分来源于神仙方术，包括守一、存神、行气、吐纳、导引、服食、辟谷、存思、外内丹、房中等，后出的内丹术也属此类；另一部分来源于古代巫术，包括符箓、禁咒、祈祷、斋醮等。这些修炼方法不论是内炼、外炼，静功、动功，还是养神、养形、藏精、服食和时令摄养等，都不是孤立的。葛洪主张：我们生活中的方方面面，包括行、走、坐、卧和衣、食、住、行等都应遵循上述养生术的思想理念和行动上的实践活动，长期坚持，保持适度，有一定的节制，才能保养好自己的身体，达到延年益寿的目的。

道教的养生学说和医学思想极其丰富，道教非常重视养生学的研究。人的生命是可贵的，人们总渴望活得更长一些，甚至梦想获得长生。道教顺应人们的这种希望，提出通过修炼达到延年益寿的目的。"我命在我不在天"的思想，说明人的寿命不全是由天命决定的，更多的在于自己的调养得当与否。

养生与道教的生命学说理论有密切关系。

道教的修炼养生原则

养神与养形相结合的养生原则。道教提出了人的生命由精、气、神三要素所构成的思想。爱气、尊神、重精也，就是说，人的生命是由精、气、神三者结合，相互作用而成的。养生长寿需要炼养精、气、神三者。道教认为人禀气含灵，气组成形体，灵则为精神，养生需要神与形并养，"故神生于形，形成于神。形不得神不能自生，神不得形不能自成，形神合同，更相和，更相成"。道教的养生思想大都是在这一理论基础上建立起来的。

"中和"的养生原则。反对走极端，维护身心健康，而不至遭受亏损。

养生与修德相结合的养生原则，把炼养生命与修养品德结合起来。道德修养是养生（养神）的一个重要途径。

道教养生的核心内容

形神兼顾，养神为先

形：指形体，包括人体的皮肉、筋骨、脉络、脏腑及充盈其间的精血，是人体生命活动的物质外壳。

神：指人本的精神思维活动，包括精神、意识、思维活动，它是人体生命活动的内在主宰。

形与神的关系：形是基础，神是主导，无神则形不可活，无形则神无所生。形体与精神之间存在着一种相互制约、互为依存的密切关系，所以养生包括养形和养神。形神统一才是生命存在的首要保证，形神共养才是防治疾病、增进健康的最佳手段。

形体与精神之间相互制约、互为依存。一方面，形的存灭决定了神的存灭，神只能寄形成存，决不能离形而生，神的生机旺盛只能建立在形体健康的基础之上，所以欲养神必先养形。用《黄帝内经》的话来说，就是"形体不敝，精神不散"，精神的健康与否直接影响形体的盛衰存亡，形体欲健康必须重视养神，否则"精神内伤，身必败亡"。可见养形与养神，二者必须兼顾，不可偏废。

养身需先养心：基于心神能统率五脏六腑、五官七窍、四肢百骸而为一身之主宰的生理观，养生家大多认为调养心神，不但能使心强脑健，有益于精神卫生，而且有助于调养整个形体。

虚静养神，凝神益智

"神"是一切生命活动的主宰和生命存亡的根本。养生的首要任务就是通过养神来保养和提升人的内在生命力。《灵枢·天年》说："失神者死，得神者生也。"《素问·上古天真论》也认为："精神内守，病安从来？"这些都充分说明了"神"在人的生命活动中所起的重要作用，即"得神""守神"就能保持健康、祛病延年。反之，神伤则病，无神则死。由此可见，形神兼顾、养神为先确实是道家养生文化的一个显著特点，养生首务是养神，调形必先调神，养身需先养心。形神共养，绝不意味着把形、神放在同等重要的位置上。正所谓"太上养神，其次养形"（《艺文类聚·养生》）。

顺乎自然，物我合一

《灵枢》说"人与天地相参也，与日月相应也"，阐明了自然界的一切运动变化，必然直接或间接地影响人体生理、病理变化的观点。顺应自然的养生理论有：一是顺应自然界的阴阳变化以护养调摄。《黄帝内经》中所说的，"法于阴阳，调于四时"和"因时之序"，都表达了这种意思。就自然界的阴阳变化而言，对人体影响最大的莫过于四季交替和昼夜晨昏的变更，因此养生也必须采取相应的措施。二是顺应自然而然的状态。所谓顺应自然而然的状态养生，实际上是指人们只有认识人与自然二者本身所具的客观规律，并依循这种规律养生，才可能健康长寿。

养生与养德、治国相统一

在中国传统文化中，养生从来就不局限于研究机体本身的运动变化和发展规律，而总是与道德品性修养、治国安邦之道有机地结合在一起。《吕氏春秋·先己》提道："昔者先圣王，成其身而天下成，治其身而天下治。"这种观点实际上是融合了儒家的修身、齐家、治国、平天下的思想和道家修身养性的理论在内，因而具有丰厚的文化内涵。在儒家的养生理论中，孔子首先提出了"仁者寿"（《论语·雍也》）的观点，后来又十分肯定地提出，"大德必其得寿"（《礼记·中庸》），认为只有道德高尚的人才可能长寿。汉代哲学家兼养生家董仲舒在分析孔子关于仁者寿的原因时，曾精辟地指出："仁人之所以多寿者，外无贪而内清净，心和平而不失中正，则天地之美以养其身。"（《春秋繁露》）其后中国的养生家基本上依循这一思路，强调养生必须与道德修养相协调。事实上，具有良好的道德情操，确实是心理健康的重要标志，而心理健康则是祛病延年的必要前提。

道家养生功

拍打头颈法

功效：此健身方法可防治头晕、头痛等头部疾病，有延缓脑力衰退、增强记忆力的作用。

练习方法：坐于椅子上或站立，双眼平视前方，全身放松。然后举起双臂，用双掌同时拍打颈部，左手拍打左侧颈部，右手拍打右侧颈部。先从后颈开始，逐渐向上拍打，一直拍打到前额部，再从前额部往后拍打，直到后颈部，这样反复拍打5~8遍为一次。每日晨起与临睡前可各做一次。

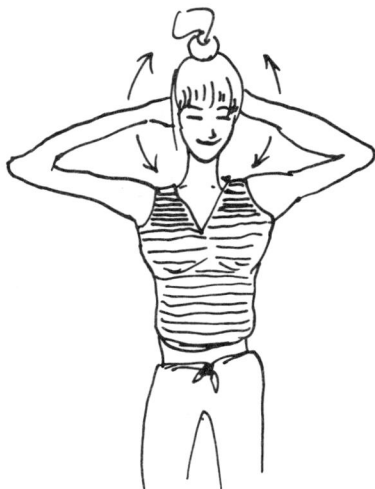

跺脚健身法

功效：这种方法适合在办公室久坐的人，可以缓解久坐或久站后的下肢酸胀、乏力，促进下肢血液回流，预防下肢静脉曲张。

练习方法：将脚跟抬起，脚后跟离地面约1厘米，然后用力着地，这样为1次，1秒钟内不得多于1次，30次为1组，休息5~10秒钟。每次锻炼1~2分钟，每天锻炼3~5次。要注意：锻炼时抬高脚后跟不能超过1厘米，否则不仅不会有效，反而还会引起脚掌的疲劳。

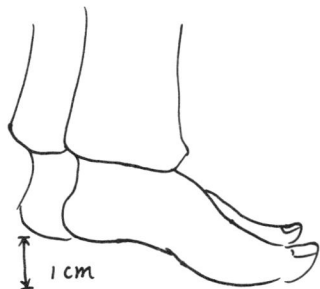

大呼大吸法

功效：这是一种以扩大肺活量为主的呼吸法，类似深呼吸，能调动机体的内气，增强体质和免疫力，同时对某些慢性病、疑难病均有一定的疗效。

练习方法：大呼大吸法是一种古代吐纳、导引法。具体的方法是用鼻使劲地吸气，用口呼气，或用鼻使劲地大呼大吸。要求每一吸一呼都尽量延长时间，并要求每一吸一呼都发出较大的声音，所以称为大呼大吸法。

太乙站桩功

功效：根据屈腿的程度有不同作用，高桩增肥，中桩减肥，低桩练武。用力收腹提肛，脚趾抠地，收缩肌肉，可防治便秘、痔疮。

练习方法：舌头抵上颚，提肛，双手抱圆放在胸前，双腿微屈，调整呼吸，吸气时默念"静"，呼气时默念"松"，坚持30分钟。

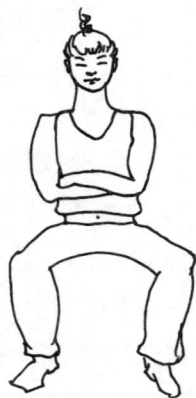

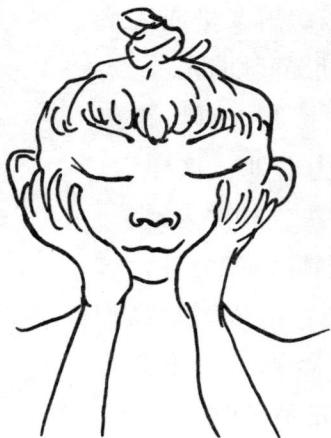

女性驻颜法

功效：经常做可以让皮肤变得光滑、滋润，对改善皮肤状况很有帮助。

练习方法：双手对搓，由慢到快，由轻到重，手搓热后捂在脸上，保持1分钟，想象皮肤变光滑了，再自内而外划圈，感觉像在抚摸丝绸一样，以意念配合。

三种道家太乙导引术

夹鼻。

方法：深吸一口气后，闭口，用右手食指和拇指夹住鼻部，向外呼气，待气灌入内耳膜有充盈感，将双手突然放开，同时鼻腔喷气，使气到两眼、两耳、口腔、两鼻孔，做9次。

功效：七窍通畅，气血流通，平衡机体，给大脑加压，锻炼五官功能，增强对外界不适气候的免疫力，预防感冒，清醒头脑，预防并缓解鼻炎等鼻部疾病。

梳顶。

方法：十指如耙，如梳头状从前发际梳到后发根，路线是从前额的上星穴到头顶的百会穴，从后脑风府穴到大椎穴。然后左右梳顶，前后左右各9次。

功效：调和百脉，改善头部末梢血液循环和大脑供血，活跃大脑生理功能，消除疲劳，提高大脑工作效率，增强记忆力，同时可以乌发，防止发根脱落。

拉耳。

方法：用双掌根用力挤压耳部，不要留缝隙，然后猛然松开，此时双耳听到有开啤酒瓶一样的"砰砰"声，反复9次。

功效：可以增强听力，缓解耳鸣和中耳炎症

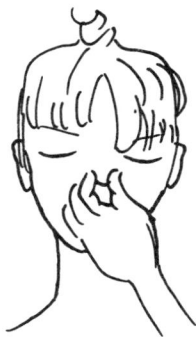

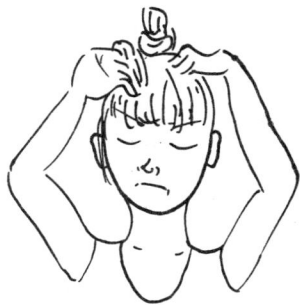

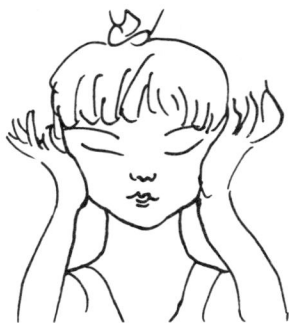

状，同时能刺激、开发小脑的功能。如果练习时耳部里面有隐痛，说明有潜在的耳病，要及时就医。

二、儒家与养生

儒家思想学术体系包括孔学、经学和儒学。孔学，是指以孔子思想伦理为中心的思想体系，主要以"仁""礼"为核心。经学，是指兴于西汉，以五经（《诗》《书》《礼》《易》《春秋》）为核心的学术流派，经学仍以孔儒之学为中心。儒学，是指自孔子时代及后世历经千载以孔子思想为中心而衍生的庞大学术流派，包括宋明理学。儒家思想体系的核心部分为"仁""礼""中庸"。"仁"，是指仁爱、仁义和仁政，是孔子最杰出的道德观念，为"仁、义、礼、智、信"五常之首，为中华民族的政治思想及伦理道德打下了不可磨灭的烙印。"礼"，是指礼仪制度，是对"仁"的约束，也是"仁"的体现。"中庸"，是指中和为常道，是处理事物的方法和哲理。

在儒家养生哲学中，"孝"被赋予了一种新的内涵。人们尽孝的一个重要内容就是要爱惜自己的生命，"身也者，父母之遗体，敢不敬乎？"养生可上升到伦理的高度。在养生中生理上的"寿"与精神上的"仁"达到了和谐的统一。为"敬身""全孝"，孔子在衣食起居方面提出了科学的系列养生方法。如"食不厌精，脍不厌细。食馇而餲，鱼馁而肉败，不食；色恶，不食；臭恶，不食；失饪，不食""沽酒市脯不食"。孔子认为食物首先要洁净，在此前提下，还要有正确的烹饪方法，"不得其酱，不食"。为了确保食物更好地被消化吸收，他还主张"食不语"这一良好的饮食习惯。此外，他还认为饮食要有一定的规律，并提出"肉虽多，不使胜食气""不撤姜食""不多食"等科学合理的饮食搭配。在起居方面，尽管孔子一再强调"君子居无求安"，反对过度的舒适、安逸，但他却非常注重良好的寝居习惯，如"寝不尸，居不客""寝不言"。即睡觉不应僵直仰卧，平日坐着也不要像接见客人或做客那样（跪在席上）；入睡前不应再交谈讨论。

在儒家养生哲学中，养生不仅要养身，更要养心。"欲修其身者，先正其心；欲正其心者，先诚其意；欲诚其意者，先致其知，致知在格物。""格物、致知、诚意、正心、修身"正是儒家人生修养、功成业就的纲领。这里的"正心"就是指排除杂念、专心致志、清心寡欲。孟子说："养心莫善于寡欲。"只有排除一切物质和情欲方面的杂念，才能坦然面对客观环境，即使身处逆境也能保持乐观向上的精神。孔子一生都处于"壮志未酬"的境地，可他依然笑看人生，说"饭疏食，饮水，曲肱而枕之，乐亦在其中矣"，认为自己是"发愤忘食，乐以忘忧，不知老之将至"的人。一个人若能做到无欲无求，不贪求名利、富贵，内心自然就会淡泊、清静气和、无忧无怨，从而达到长寿的目的。

三、佛教与养生

中国佛教哲学主张明心见性、自识本心、顿悟成佛，强调"佛向性中作，莫向身外求"，极力强调人的主体意识。佛教认为，除去外在条件的影响，心的活动才是决定性的因素。所谓"心身不二，心为身王"。佛教养生，先重治心。努力清净心灵，比如有效的禅修，对身体60%以上的身体疾病有不同程度的缓解。

药王孙思邈在《千金要方·道林养性》中说道："人之所以多病，当由不能养性……无所不作。自言适性，不知过后，一一皆为病本。"学习《黄帝内经》会发现修行"慈悲喜舍"就是很好的对症方法。经常修习能够应对贪婪、嫉妒、吝啬、紧张等很多烦恼之事，久而久之，这些烦恼引起的疾病自然就不药而愈了。这也是孙思邈所说的要经常"内省自心"，"常念善，无念恶；常念生，无念杀；常念信，无念欺"。仁者寿山河，大家存好心，办好事，做好人，时时刻刻保持一颗仁爱的心。

同时，佛教认为疾病产生的一个重要原因是人体内"地、火、水、风"失衡。孙思邈通过学习佛法，进一步发挥："凡四气合德，四神安和；一气不调，百一病生；四神动作，四百四病，同时俱发。""凡人火气不调，举身蒸热；风气不调，全身僵直，诸毛孔闭塞；水气不调，身体浮肿，气满喘漉；土气不调，四肢不举，言无音声。"孙思邈也利用佛教方法来保健、治病。《备急千金要方》养性篇中记载了这样一种调气法："闭目存思，想见空中太和元气，如紫云成盖，五色分明，下入毛际，渐渐入顶，如雨初晴，云入山，透皮入肉，至骨至脑，渐渐下入腹中，四肢五藏皆受其润，如水渗入地若彻，则觉腹中有声汩汩然。意专思存，不得外缘。斯须即觉元气达于气海，须臾则自达于涌泉，则觉身体振动，两脚蜷曲，亦令床坐有声拉拉然……"这也是佛教禅观的功法。

四、禅宗与养生

传说《达摩易筋经》是中国禅宗始祖菩提达摩的一种养生功法，经过千余年之实践，证明其确有养生之益。练功时，应选择人少安静的地方，才能收到良好的效果。习练此功，可以使人体的神、体、气三者结合起来，使五脏六腑、十二经脉及全身得到充分的调理，有平衡阴阳、舒筋活络，增强人体各部生理之功能之效，长期坚持练习可以提高人体吸氧能力及新陈代谢能力，从而达到健体、抗疫、祛病、抵御早衰和延年益寿之目的。

下面简要介绍《达摩易筋经》十二势的锻炼方法。

《达摩易筋经》十二势

韦驮献杵第一势

自然呼吸，两腿微屈，两足跟内侧相抵，脚尖外撇，成立正姿势，躯干正直，头顶之百会穴与裆下的长强穴要成一条直线，两掌自然下垂于体侧，双眼平视，定气凝神，然后双手向前抬起合十，停于胸前膻中穴处，势定后静立约一分钟。（注意：少林派站姿是双足间距为一脚掌的长度，双足平行站立。）

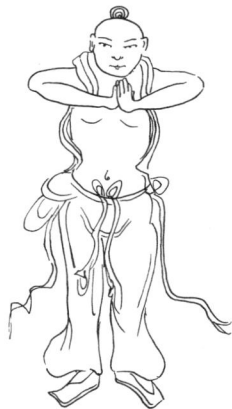
韦驮献杵第一势

韦驮献杵第二式

接上势，吸气不呼，两掌分别上抬，至双臂成"U"字状时，双肘微弯，掌心朝上，尽力上托，同时咬齿，舌抵上腭，气布胸际。势定后静立约半分钟。

韦驮献杵第二势

接上势，自然呼吸，两掌从胸前向体侧平开，手心朝上，双臂成"一"字状，同时两足后跟翘起，脚尖着地，双目平视，心平气和。

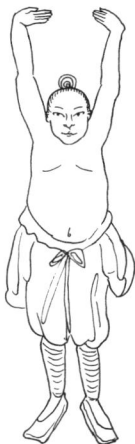
韦驮献杵第二势

势定静立约半分钟。

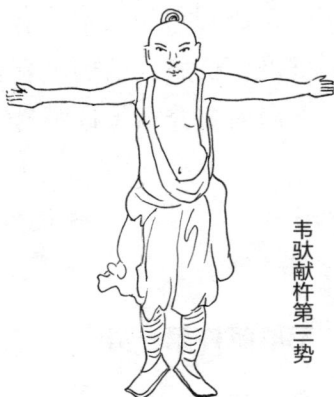
韦驮献杵第三势

摘星换斗势

右势：接上势，逆呼吸，两脚后跟落地。右手高举，左掌回收于背后，掌心朝下，尽力下按，同时扭项，目视右掌。势定后要气布胸际，保持深而长的鼻吸，自由呼出。

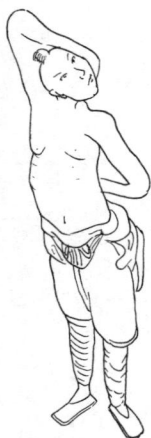
摘星换斗势

左势：左、右手势互换，右掌下落于背后，掌心朝下，尽力下按，同时左掌自体后举起，扭颈，目视左掌。势定后用逆呼吸单吸不呼法，静立约半分钟。

出爪亮翅势

接上势，逆呼吸，左腿蹬力，提左脚落于右脚内侧成立正姿势，同时双拳回收于腰际，如挟物，拳心朝上，鼻吸气，挺身，怒目，双拳变立掌，从体前推出，掌心朝前，掌根尽力外挺，鼻呼气，双掌再变握拳，从原路回收于腰际，如挟物，拳心向上，再鼻吸气，双拳变立掌前推，如此反复7次，意在天门。

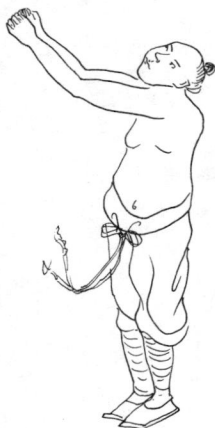
出爪亮翅势

倒拽九牛尾势

右势：接上势，逆呼吸，右脚跨前一步，成右弓步，同时右掌从身体后向身体前变握拳，翻腕上抬，拳心朝上停于面前。左掌顺势变拳，拳心朝上停于体后，两肘皆微屈，力在双膀，目视右拳。

势定后静立约半分钟。

左势：左、右腿势互换，左腿蹬力，身体随之前移，重心落于右腿，继左脚提起跨前一步，成左弓步，同时左拳从身体后向身体前翻抬，右拳从面前向体后翻落，成左势，势定后静立约半分钟。

九鬼拔马刀势

右势：接上势，顺呼吸，两膝直立右拳变掌从腰际外向上抬，至大臂与耳平行时，拔肩，屈肘，弯腰，扭颈，右掌心朝内停于左面侧前，如抱头状，同时左拳变掌，回背于身体后，尽力上抬。势定后静立约半分钟。

左势：左、右手势互换，两膝直立左臂伸直，左掌从身体后向身体侧上抬，同时右臂伸直，右掌顺式从头后经身体侧下落，成左势，势定后静立约半分钟。

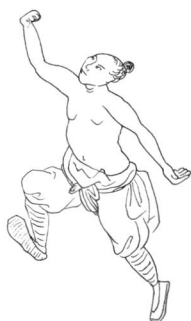

倒拽九牛尾势

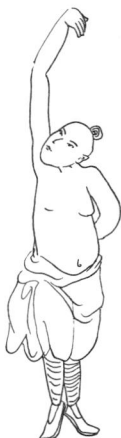

九鬼拔马刀势

三盘落地势

接上势，自然呼吸，左足外开成马步，同时左掌下落，右掌从体后往体前上抬，至两掌心朝上于胸前相遇时，继外分，双肘微屈，掌心朝下按力于双膝之前外侧。势定后目注牙呲，舌抵上腭，睛瞪口裂，静蹲半分钟至一分钟。然后双腿起立，两掌翻为掌心朝上，向上托抬如有重物，至与胸平时，再翻为掌心朝下，变马步，再成"八"字势。凡三起三落，蹲桩静立约一分半至三分钟。

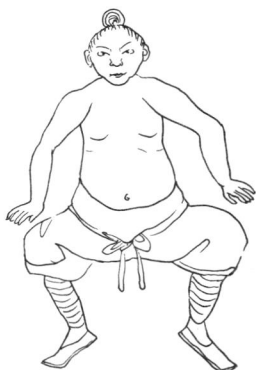

三盘落地势

青龙探爪势

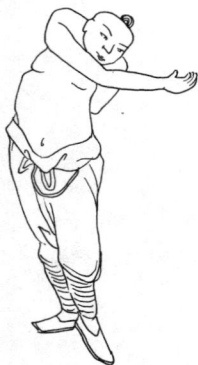

右势：接上势，顺呼吸，两目平视，左足回收于右足内侧，成立正姿势，鼻呼，左掌自胸前变拳，顺势回收于腰际，右掌自胸前变爪，五指微屈，力周肩背，向体左伸探。

左势：左、右手势互换，鼻吸，俯身，腰前屈，右爪从左至右经膝前围回，鼻呼，直身，变握拳停于腰际，同时左拳变爪，从腰际向体右伸探。左、右势姿势反复做三遍。

青龙探爪势

饿虎扑食势

右势：接上势，逆呼吸，两目平前视，上式结式为双拳停于腰际。右脚向前迈一大步。左脚跟掀起，脚尖着地，成右弓步，十指挂地，腰平头昂，胸向前探。式定后静立约半分钟。

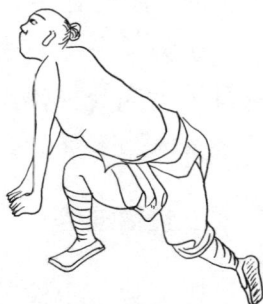

左势：身体起立，左足向前跨一大步，成左弓步，做饿虎扑食左势，与左势动作相反，势定后静立约半分钟。

饿虎扑食势

打躬势

接上势，顺呼吸，上右足平行于左足内侧，距离约与肩宽，然后两肘用力，两掌心掩塞两耳两掌夹抱后脑，头前用力探出，咬牙，舌抵上腭，躬身低头至腿，两耳掩紧意在双肘尖。势定后停留片刻。

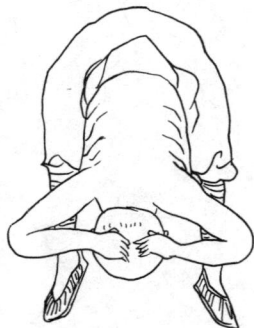

打躬势

工尾势

接上势，顺呼吸，膝直，十趾尖抓地，两臂下落，微屈，两掌相附，推至地，同时昂头，瞪目视鼻准，塌腰垂脊，凝神益志，意存丹田。势定后脚跟落地，再掀起，3次后即伸膀挺肘1次，脚跟顿地21次，伸膀7次，然后起立，立正。（参见清傅金铨校正、盛克琦整理《古本〈易筋经洗髓经〉合刊》，人民体育出版社，2017；"百度经验" http://jinpyan.bardu.com。）

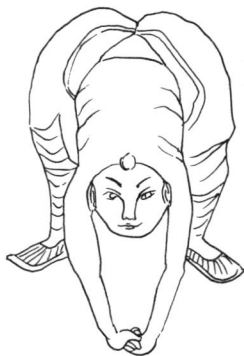

工尾势

五、其他养生锻炼法

"养生十二宜"养生法

我国明代已有关于"养生十二宜"的说法。其特点是"以动养生"，属于气功中的动功。这套很有代表性的健身方法，不需器械，不占场地，易学易会，随时随地都可以进行，是一把打开康寿圣殿大门的钥匙。人们根据自己的喜好，择其一种或数种长期坚持，可收到显著的养生保健效果。若能每天根据不同的时间、场合，逐一坚持全套锻炼，效果更佳。下面逐一简要介绍。

目宜常运。古人称"运睛"，认为能去内障外翳，并可纠正近视、远视。

方法：双目先从左转到右，从右转到左，再从上转到下，从下转到上，各转15次，然后紧闭双眼片刻，再睁大眼睛运眼神。

面宜多擦。古人称之为"浴面""拭摩神庭"，认为能祛邪气，使面上皱斑不生，有光彩。

方法：两手搓热放于鼻部，中指带动其他手指，沿鼻两则由下而上，擦到额部两侧分开，再沿两颊轻轻下摩，反复操作30余次。

发宜常梳。古人称"杵发"，认为常梳理头发，能明目祛风。

方法：梳头宜勤，轻重适度，一日可梳数次。

耳宜常弹。古人认为此法能防治头晕耳鸣。

方法：两手掌心掩耳，食指压在中指上，轻轻叩动后脑部，每次20余次。

齿宜数叩。古人称"叩齿"，认为叩齿能使人齿坚而不痛。

方法：先叩大齿，再叩前齿，各叩20余次。

舌宜舔腭。古人对唾液极为重视，认为是人身之宝。

方法：用舌尖常舔唇、齿、上腭等部位，舌转动后产生唾液，分数次徐徐咽下。

浊气宜常呵。古人称"鼓呵"，认为能消积聚，去胸膈满塞。

方法：先屏住呼吸，鼓胸腹至非呼吸不可时，再抬头张口呵出浊气，5～10次为宜。

腹宜常摩。古人称"摩脐腹"，认为能顺气消积。

方法：搓热两手再相叠，掌心以脐为中心，顺时针方向转摩30～50次。

谷道宜常提。即提肛运动。古人称"摄提谷道"能提阳气，预防痔疮。

方法：施行时吸气稍用力，上提肛门连同会阴部位，稍停后放松后呼气，做20次。

肤宜常干浴。古人称"干浴"，认为干浴能使气血流畅，肌肤光莹。

方法：一般先从头部百会穴开始用手擦至面部、左右两肩、臂膀、胸部、腹部至两肋，最后是腰部、双下肢。两手搓热，常擦周身皮肤，状若沐浴。

肢节宜常摇。古人认为此法能舒展四肢关节。

方法：两手握固连双肩，先左后右向前转，左右各转20~30次，继之平稳坐好，提起左脚，脚尖向上缓缓伸，快要伸直时再蹬脚跟，做5次，再换右脚。

足心宜常擦。古人称"擦涌泉"，能固肾暖足，改善神经传导，增进睡眠。

方法：赤足，掌心擦涌泉穴，各擦50~100次，直至擦热为止。

捏拽十指锻炼法

按照中医"五行"之原理，大拇指为土，主脾胃；食指为木，主肝胆；中指为火，主心脏和小肠；无名指为金，主肺和大肠；小指为水，主肾。常捏拽十指，可起调节五脏六腑之作用。

方法：先用右手的拇指和食指反复揉捏左手5根指头各15~20次，然后用左手的拇指和食指反复揉捏右手5根指头各15~20次。接着，用右手的拇指和食指反复拽左手5根指头各9次，然后用左手的拇指和食指反复拽右手的5根指头各9次。每天捏拽3~4次，在休息、散步、坐车等空闲时都可进行。

附：慢性疲劳综合征的简易判断

现代社会中，"过劳死"在我们的中青年人群中时有耳闻，其亲朋好友能回忆起这些不幸去世的人在去世前常有一些异常表现和症状，你想知道是哪些具体的表现和症状吗？

在大多数"过劳死"的人群中，多数都曾经有过度劳累的情况，在身体方面出现过各种异常现象。所以我们平时要培养减压放松的习惯，别让"疲劳"在你体内越积越多。

测一测你是否有以下15个症状或表现。最近是不是太累？熬夜有多久了？

①肥胖，"将军肚"早现。

②脱发，斑秃，早秃。

③频频去洗手间。

④性能力下降，女子过早闭经。

⑤记忆力减退。

⑥心算能力越来越差，提笔忘字，说话有气无力连不成句。

⑦做事常后悔，易怒，烦躁，悲观。

⑧注意力不集中，集中精力的能力越来越差。

⑨睡觉时间越来越短，醒来也感到不解乏。

⑩经常头痛、耳鸣、目眩，去医院检查也没有结果。

⑪眼看汽车进站了也懒得紧跑几步乘车。

⑫上楼梯双腿无力，容易绊倒。

⑬不想吃油腻食物，饭菜中喜欢加香辛调料。

⑭体重下降。

⑮容易腹泻或便秘。

判断条件：

①如果有1~2条表现，说明您有极轻微的慢性疲劳。

②如果有3~4条表现，说明您有中度慢性疲劳。

③如果有5~6条表现，说明您有较严重的慢性疲劳，或有潜在疾病。

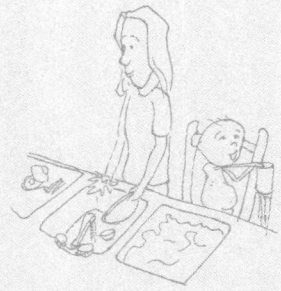

第四篇　居家生活篇

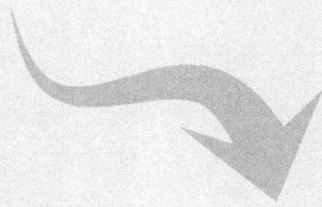

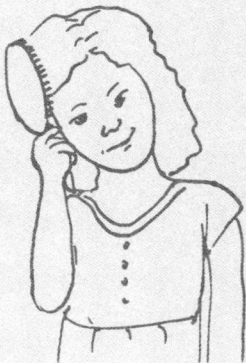

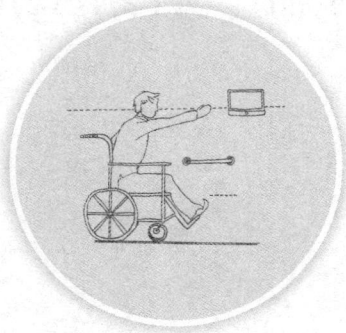

第一节　家居收纳

一、家居收纳原则

断、舍、离，一切从扔开始

很多居家人群不舍得扔东西，其中老年人尤为突出。其实有些东西不是不舍得，而是放在角落忘了，我们可以从这部分开始处理，获得收纳的经验和愉悦感后，再处理那些有情感记忆的东西。整理前可先征求老年人的意见，明确这些东西对老年人是否真有用，是否是现在有用。现在有用的留下来，以前有用、现在没用、以后没用的不必留下来，现在没用、以后或许有用的也不必留下来。

节约空间，让物品都站起来

不少人在家中喜欢随手放置物品，使家中物品摆放杂乱，堆积如山。将物品直立收纳，让物品站起来，就会使家中物品变得整齐，频繁拿放也不会凌乱。

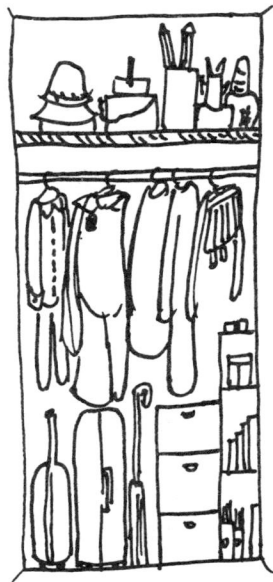

能直立的物品都要直立起来，避免堆叠。衣服可以折叠成小方块，直立放入抽屉中收纳，裤袜也一样，卷起来后直立收纳。橱柜抽屉、冰箱收纳也一样。

限制空间，别放太满

物品收纳应遵循"七五一"法则。看不见的空间七成满，如衣柜、抽屉、鞋柜、冰箱等。看得见的空间五成满，如餐柜、化妆台、办公桌、开放书柜等，物品占50%的空间，视觉上才舒适美观，心情舒畅。装饰性空间只放一成，如墙面、空旷角落等，这样即使生活中临时多了杂物，也无大碍。

如果遵循"七五一"收纳原则，人们对于经常使用的东西就能一目了然，方便拿取。

二、家居收纳的具体方法

厨房收纳

厨房物品分为食材、炊具和餐具三大类。食材可放在冰箱里，炊具等重物置于下柜，较轻的物品摆在上柜，常用的露出来，不常用的藏起来。餐具收进固定的抽屉或柜子即可。

分类收纳

收纳分类尽量根据常用和顺

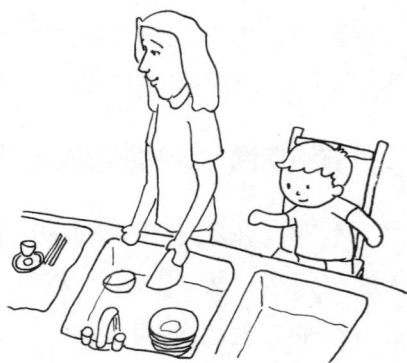

手的原则来进行，低区域尽量放不常用的东西，避免家中老人拿取物品时弯腰、下蹲。

透明收纳

家中的老年人记性差，物品放置在透明的塑料盒里一目了然，可以减少四处翻找东西带来的懊恼、烦躁和焦虑情绪。

客厅收纳

客厅犹如一个家的脸面，把面子收拾妥当，不让杂乱的书报、零食、杂物干扰第一观感很有必要。

组合式玄关衣帽柜。

下面的柜体放置脱换的鞋子，平台部分方便人们坐在上面穿脱，上面的箱板钉几个挂钩悬挂外衣、帽子和包，玄关上的镜子是快速整理妆容的好帮手。

大容量电视柜。

大容量电视柜能让客厅的储物空间增大，可以放书籍等物品。可以选择柜门为抽拉式的电视柜，不看电视时关闭柜门，避免视觉上的凌乱；看电视时将柜门抽拉再折回柜体中，也不会影响观看。

卧室收纳

卧室作为休息空间，一定要避免杂乱，否则容易影响睡眠质量，而卧室从床上到床下可以有很多储物空间。

床头、床尾储物柜：床头做成顶天立地的衣柜兼书柜，台灯可镶嵌在柜板上，床尾放三层的抽屉式柜子，可充分利用卧室空间。

书房收纳

对于喜爱藏书或喜爱收集书画的人们来说，书房中单桌、单柜的设计无法满足他们的收纳需求。这时候就需要花些心思来收纳这些数量庞杂的书籍和物品，把书房营造得既舒服又整洁。

大容量书柜、顶天立地的多功能组合书柜让人眼前一亮，书柜的尺寸从单门到多门可以自由组合。中心区域放置双人休闲沙发，配搭深色茶几，将部分客厅的功能移到书房，以一件完整的家具撑起整间书房。

阅读区随意变化。自由组合式书柜，通过调节层板的高度、变换屉柜等元件，可组成不同的样式。底部屉柜可随意放置，百变的书柜令人耳目一新。

卫生间收纳

人们的洗漱用品应归类收纳，洗漱、洗浴等物品摆放有序，便于拿取，节约空间。

阳台收纳

阳台是人们最容易堆放杂乱物品的地方，同样应该遵循断、舍、离原则，在阳台狭小空间里将有用物品归类收纳，种养花草，愉悦身心。

第二节　家具布置

一、家居布置的五大原则

这里的"五大原则"主要是针对家中有老年人的家庭在选择家具方面的建议。

功能性原则

供老年人使用的家具，既要实用，又要方便。

安全性原则

老年人需要安全感。在购买家具时应特别注意：不要购买容易造成急性伤害的家具，如有突出尖角的家具不要买，应购置四周圆滑、无突出棱角的家具。

不要购买会带来慢性伤害的家具，如对人体有害的装饰材料，质地松软易变形的弹簧床垫，让人陷进去的软沙发等。

艺术性原则

家具的设计应符合老年人的审美趣味。

自立性原则

为老年人购置家具，要选择那些可提供方便又可增加其自立性的家具，满足他们活动身体的愿望，保持独立生活的能力。

无障碍设计

在为老年人布置家居时，尽量不设计台阶、门槛等，以免老年人碰到障碍物跌倒受伤。

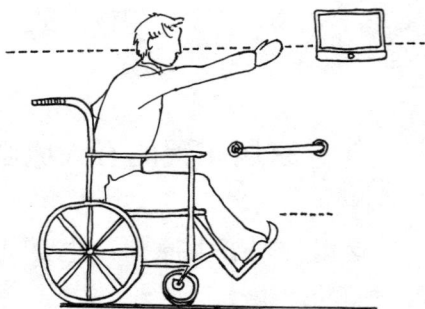

二、老年人家居布置的六个具体要求

居室布置要简洁实用，冬暖夏凉，通风采光都良好，居室宜向东或向南。

室内布置主要包括地板、灯光、床具、室内陈设、室内装饰、空间要求六个方面。

地板的要求

因老年人步履稳定性差，故地面不宜太光滑，宜选用木质地板，其材质与硬度均适宜于老年人。

灯光的要求

灯具安装高度应适中，如光线不足易引起视疲劳，进而引起精神不振，光线过强则刺激眼部产生不适。除照明灯外，应安装壁灯或墙脚灯，供老年人夜间使用。

床具的要求

床不宜太高，也不宜太低。为方便老年人起居，最好在床头的一侧设置可拆卸式扶手，设置升降起卧装置；床的尾部应设为敞式；床垫的软硬要适宜。此外，床的位置不宜紧靠门窗，以免影响睡眠。

室内陈设要求

室内陈设以简单为宜，除必需的床、桌、椅、茶具外，不必放置过多的家具，更不宜过多放置与老年人无关的物品。家用电器、铁器、玻璃器皿、童车及玩具等应收捡好，尤其在每晚睡前应清理老人常过通道，以防老年人视力差绊倒或滑倒。

室内装饰要求

室内装饰要求主要是指色彩。在色彩上，窗帘、被罩、床单及陈设品以老年人的喜好为主，有高血压或脾气暴躁的老年人宜选绿色、蓝色等冷色。冷色调可使室内有宽敞、幽静的感觉，有安定、镇静情绪的作用。情绪偏低落、少言少动的老年人在征求其同意的情况下可选鲜艳、明快的黄色、红色等颜色，使居室更加温馨、活泼，可刺激老年人的视觉，增加活力。当然，色彩也要适合老人性格和喜好，不可勉强。对乐观外向型老人则可随心所欲选择其爱好的色系和风格，还可在墙上挂几幅老人喜爱的字画。

空间要求

老年人的起居生活空间应该有特殊的设施，以方便行动缓慢、腿脚不便的老人。

床头柜应该有方便、分隔的小抽屉，便于老人分类放置药品等物品。另外，最好在床头伸手可及的距离内安装床头灯开关及电铃开关，以方便使用。

沙发前放置脚凳可使老年人坐着舒适，放、抬腿方便，利于血液循环，休息充分。

坐便池旁、浴缸内、浴室内均应安装安全小扶手，以帮助老年人蹲立。室内通道区域也应安装扶手，以保证安全。

三、老年人家居设计的四个要点

常用坐具

老年人使用的坐具应稳定，不宜安装滑轮；坐具不宜太软；高度应适宜，不能过低；坐具应在两侧设扶手，老年人常重心不稳，在改变体位时有摔倒的潜在危险，借助扶手，老年人能克服腰腿力量弱的问题，更易站立或蹲下。还应设计稍软的靠背，以适应老年人脊柱变形、开始驼背的生理特点。

特殊坐具

长时间需老年人站立完成的动作应考虑设置特殊坐具。一是门厅换鞋处放置坐凳，可减少穿脱鞋时弯腰、下蹲的不便和摔倒的危险。二是厨房用凳，可用坐姿完成厨房内择菜、洗碗等家务，以节省体力。三是沐浴凳，在沐浴时老年人因站立过久或热水使血管扩张引起头晕眼花而摔倒的事件时常发生。坐在沐浴凳上沐浴，可降低重心，增加平衡。沐浴凳的凳面、凳脚应做防滑处理。四是休闲椅，宜配置一脚踏，以助老年人抬高或伸直腿部，促进下肢静脉血回流，减少腿部浮肿。老年人应避免长期坐沙发，可将中式椅作为常用座椅。坐在中式椅上老年人可以挺直腰身，防止脊柱后突弯曲，减少椎间盘突出的发生。

凭依类家具

考虑到老年人身高降低、驼背等生理因素，人们在购置餐桌、书桌、茶几等凭依类家具时，应考虑如下因素：桌面应适当降低，以方便轮椅进出；桌面应做哑光处理，减少反光对眼睛的刺激；茶几宜用木制，并做圆角处理；茶几高度应高于膝盖的高度，以免发生磕碰。

储存类家具

储存类家具如衣柜、书柜、橱柜、酒具柜、电视柜等均应降低高度，柜门、抽屉应便于开启，拉手要易抓握，无棱角。避免取物、开启不便导致身体不平衡而带来伤害。

第三节　日常起居

良好的日常起居习惯是老年人长寿的关键，应做到"起居有常，安卧有方"。

一、起居有常

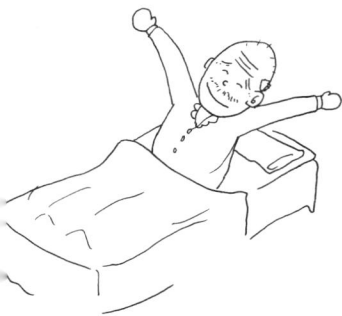

起居有常指日常作息时间的规律化。起居作息要符合自然界阳气消长的规律及人体正常的生理节律，其中最重要的是昼夜节律。古代养生家认为，春夏宜养阳，秋冬宜养阴。因此，春季应"夜卧早起，广步于庭，被发缓形，以使志生"。夏季应"夜卧早起，无厌于日，使志无怒，使华成秀"。秋季应"早卧早起，与鸡俱兴，使志安宁，以缓秋刑"。冬季应"早卧晚起，必待日光，使志若伏若匿，若有私意，若有所得"。

起床"三事"

老年人早晨睡醒后，要掌握三个"三分钟"。

床上赖三分钟。 躺在床上，确认自己完全清醒，睁大双眼，适应由睡觉至睡醒的交替过程，然后再转动头颈、伸展四肢，左右侧翻，调匀呼吸。

床上坐三分钟。 坐在床上，双眼正视前方，睁眼静坐一会儿。

床边坐三分钟。 坐于床边，将双脚移至床沿，双腿下垂并前后轻轻摇晃。

经过三个"三分钟"再起床，可减少很多突发性疾病的发生，有效防止因体位改变引起的直立性低血压、晕厥发生，避免意外受伤，也减少脑卒中、冠心病的发病概率。

洗漱"三事"

排便。 起床后应先喝300毫升左右的温开水，排空大小便。排便时不宜久蹲，不做杂事，勿有杂念，专心排便，应避免过度用力排便，便后做提肛动作数次。

洗漱。 刷牙时应竖向从上至下、从外到内完整清理牙齿三面。漱口后用舌按摩牙龈，所谓"赤龙搅海"，方法是舌头在口腔内舔磨内侧齿龈，由左至右、由上至下为序，做9圈。然后，舌头以同一顺序舔磨外侧齿龈9圈，直至用舌搅出唾液，徐徐咽下。

洗脸。 洗脸时应按血流方向由下颌→口唇两侧→鼻翼两侧→内眦，由下向上、由内向外环形进行。水温适宜，不宜过烫或过冷。

起居锻炼"三注意""四项目"

"三注意"。

不要在空腹或饱餐状态下锻炼。

锻炼时间不宜过早，雨雾天气不宜锻炼。

锻炼强度不宜过大。

"四项目"。

揉脸。坐于床上或椅子上，搓热双手，以手对脸部五官按顺序按摩6～12遍。按摩时保持心绪稳定，深呼吸，按摩至五官微微发热为止。

弹耳。弹耳又称为"鸣天鼓"，两只手掌分别贴在耳边，用掌心将耳孔遮盖住，然后用拇指以及小指固定好，剩下的三个手指交错轻轻叩击头部后面的枕骨部，也就是脑户、风府、哑门穴，耳边会有"咚咚"的鸣响声，就像击鼓一样。弹耳可以起到提神醒脑、宁眩聪耳的功效。每次分别轻轻敲击后脑勺60次。

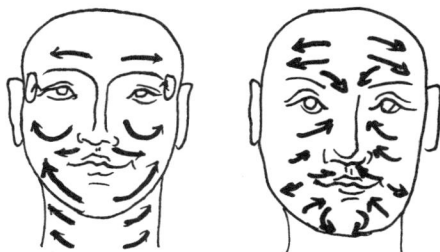

叩齿。口唇轻闭，有节奏地叩击上、下齿，先叩两侧大牙，再叩门齿各36次。

梳头。用桃木或牛角梳或手指将头发由前向后、由后向前、从左到右、从右到左进行梳理，每次梳50～100次，注意力度，由轻到重、再由重到轻。

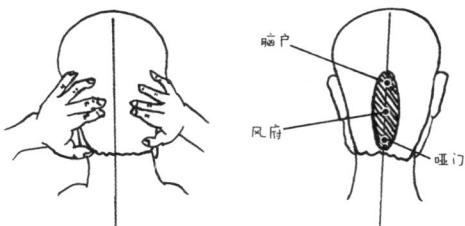

起居饮食"三原则"

宜迟不宜早。老年人的早餐一般应在8点30分到9点之间进行较为合适。

宜软不宜硬。老年人不宜进食过于油腻、干硬以及刺激性大的食物，宜吃容易消化的温热、柔软的食物。

宜少不宜多。饮食过量会使消化功能下降，易引起胃肠功能发生障碍而导致胃肠疾病。

老年人早餐宜选择：鲜肉菜包、燕麦粥、什锦泡菜、菜肉馄饨、白果糕、鹌鹑蛋、肉末菜粥、芹菜豆腐干、黑枣粥等。不宜选择甜食、动物内脏、油条、油饼等。

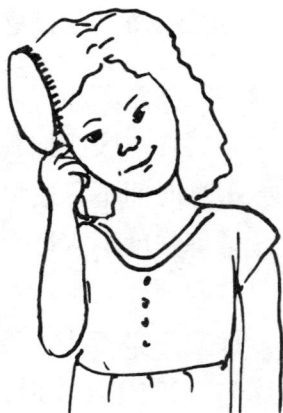

二、安卧有方

安卧有方是指根据阴阳变化的规律，采用合理的睡眠方法。睡眠是人的生理需要，在人的一生中，大约有三分之一的时间是在睡眠中度过的。睡眠可以减轻或消除疲劳，缓解精神紧张和压力，恢复精力和体力，同时，在睡眠状态下，身体各组织器官大多处于休整状态，心、肝、脾、肺、肾等重要脏器血流灌注增加，有利于组织的修复和脏器功能的恢复。若要安卧有方，就应该对老年人进行良好的

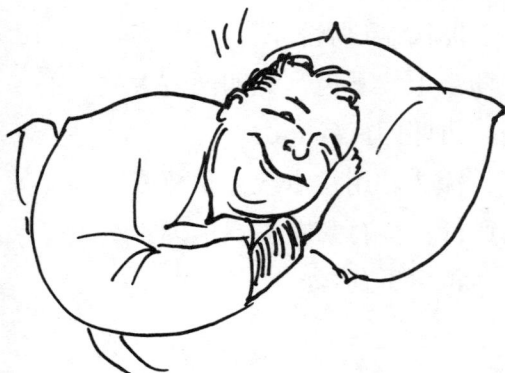

睡眠指导。

睡眠时间

通常中老年人每天睡眠时间以7~8小时为宜。一般老年人晚间九十点入睡，早晨五六点起床，中午饭后亦应安排半小时的睡眠时间。

睡眠寝具

睡衣裤要柔软宽松，被子软而暖。床垫软硬适中，过硬使肌肉不能放松，影响休息，过软使脊柱周围韧带和椎间关节负荷过重，引起腰痛不适。枕头高度以5~9cm为宜，过低使头部血管充血，醒后易头面浮肿；过高使脑部血流不畅，颈椎弯曲变形，血流不畅易诱发脑血栓，引起缺血性脑卒中。

睡眠姿势

一般主张右侧卧位，双腿微曲，全身自然放松，一手屈肘平放，一手自然放在大腿上，利于全身肌肉放松，消除疲劳，帮助胃中食物朝十二指肠方向蠕动，还能避免心脏受压。右侧卧过久，可调换为仰卧。睡眠时应舒展上、下肢，将躯干伸直，勿将手压在胸部，不宜抱头枕肘，双下肢应避免交叉或弯曲，全身肌肉尽量放松，保持气血通畅，呼吸自然平和。右侧卧可使肝脏获得较多供血，有利于促进代谢。在长寿者调查中，许多长寿老人都自述睡眠以右侧弓形卧位最多。古谚中也有"站如松、坐如钟、卧如弓"，"屈股侧卧益人气力"的描述。

睡前习惯

晚饭宜清淡，不可过咸、过饱，也不宜吃刺激性和兴奋性食物。中医认为"胃不和则卧不安"。睡前宜梳头。宜用热水浴足，水温在40℃～45℃，双脚浸泡15～20分钟。水温也可根据需要进行调节，要注意避免烫伤，双脚泡至发红并感到身体温热微微出汗即可。

睡前活动

睡前的一段时间可选择适当散步或练太极拳、气功，然后热水泡脚，按摩足底及四肢、躯干，听舒缓的音乐……静心养气，这对睡眠大有裨益。临睡前应避免兴奋性活动，不宜观看紧张、激烈的电视节目（电影）或游戏，不阅读有刺激性内容的书籍，勿饮浓茶或咖啡，务求"精神内守"。

第四节　家用电器的维护

家用电器让我们的居家生活更加丰富、便利，但使用不当，不但会损伤电器，还可能引发触电、火灾、爆炸等事故，造成人身及财产安全的损害，因此老年人更应注意安全使用家用电器。

一、购买家用电器应注意什么？

购买家用电器时，应选择有国家认证的合格产品，不要购买"三无"假冒伪劣产品。购买后要认真阅读产品说明书，注意使用的电压和功率，应不超过家庭电源的负荷。电冰箱、洗衣机、电风

扇、电熨斗及微波炉等家用
电器，均要求使用三孔带接
地线的电源插座，以防漏电
伤人。

老年人在购买家用电器
时最好选择操作简单，售后
服务完善、便捷的产品，以
便在使用中出现问题能及时
找到售后服务。

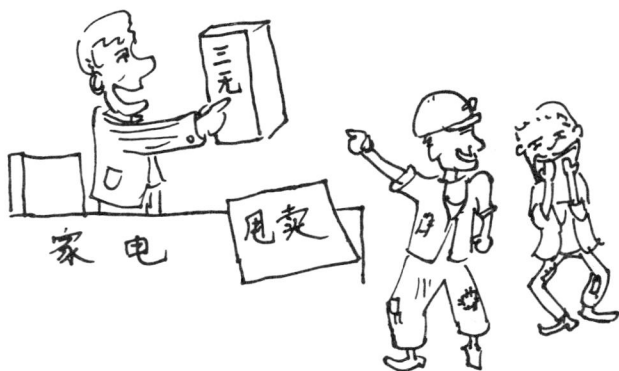

二、安装家用电器应注意什么？

家庭装修时应配置安装自动空气开关。自动空气开关又称空气
断路器，它能承载额定工作电流和短路、过载等故障电流，并能在
过载、短路等情况下，迅速分断电路，进行保护。

家庭装修要注意额定功率，家庭中的大功率电器不宜同时使
用，以免发生事故。要避免多种家用电器共用一个电源插座，以防
接触不良或超负荷引发短路等。禁止将接地线接到煤气、自来水、
暖气等管道上。

不要将家用电器安装在潮湿、有热源、多灰尘、有易燃和腐蚀
性气体的环境中。厨房、储藏室等易受潮和腐蚀性的场所，要经常
检查有无漏电现象，一般可用验电笔在墙壁、地板、设备外壳上进
行测试。

三、使用家用电器应注意哪些安全问题?

使用家用电器时,不要用湿手触及开关和外壳。移动电器时要切断电源,禁止用手拉拽电线。家用电器使用完毕要立即切断电源。使用中如发现电器有冒黑烟、打火花、发出怪声或有焦煳味或漏电起火等情况,应立即关掉电源开关。

电热设备电流较大、热量高,插座的容量应满足要求,使用时应用自身的开关操作,严禁拔插电源插头。电热设备在使用中会释放热量,应注意远离纸张、棉布等易燃物品,防止发生火灾。禁止随意打开家用电器的外壳检查或清扫灰尘,以防被电器内高压电伤。

电风扇的扇叶、洗衣机的脱水筒等在工作时是高速旋转的,禁止用手或者其他物品去接触,消毒柜在其工作期间不能打开柜门,以免紫外线和臭氧泄漏。雷雨天气,要停止使用电视机,防止遭受雷击。每年空调要使用前必须请专业人员清洁过滤网,否则容易带来身体健康问题。

四、常用家用电器有哪些节电小窍门?

节能减排,低碳生活已经成为社会生活的主流,我们在使用家用电器时怎样才能更好地节约用电呢?下面介绍几种常用家用电器的节电小窍门。

空调

有些家庭为了节电会临时开启空调,等温度降低了后就即刻关闭,其实这样不好。空调在启动的瞬间电流较大,频繁开关空调很费电，而且容易损坏压缩机。空调在长期工作后过滤网会积累很多的灰尘，这些污物塞住网孔使空调制冷效果变弱，从而间接引起电费增加，因此要注意及时清理。

洗衣机

洗涤前先将衣物在洗衣液的稀释液或者洗衣粉在水里浸泡数分钟，让洗涤剂与衣服上的污垢脏物起反应，然后再洗涤，可减少一些洗涤时间，相应减少耗电。另外，同等洗涤时间内，不要采用弱档工作，因为这样做会让电动机启动次数多，增加耗电量。

电视机

人们使用电视机时，一般会习惯性地让电视机处于待机状态，以方便需要的时候打开。但是电视机长期处于待机状态也很耗电，最好是关机以后将电源插头拔下，这样既节能，又安全。同时还要控制好电视机的对比度和亮度，建议选择自动亮度控制，电视机会根据外部环境自动调节背光的亮度，一般都会节电20%～30%。

电冰箱

电冰箱应放在干燥、通风，无阳光直射的地方，远离热源、水池，否则不但电耗增大，还易使冰箱零件受潮生锈。箱顶留30厘米以上，两侧留5厘米以上，后背留10厘米以上空间，以利冰箱散热。冷藏物品时，不要放得太密，留下空隙有利于冷空气循环，使食物降温的速度加快，减少压缩机的运转次数，节约用电。不要频繁开、关或较长时间打开冰箱门，这样也会增加耗电量。

五、怎样保养让家用电器的使用寿命更长？

空调

空调不应频繁开、关，不要因为房间温度已达到设定温度而频繁关闭空调，而应当让空调通过温度控制器来控制启动和关闭。空调运行要注意细心调节温度，避免过热或过冷，空调运行时尽量少开门窗。空调积尘污染是最严重的，而空调的清洗也是最容易被忽略的事。有些用户自装上空调后长年累月使用，从不清洗，直到发生故障。有相当部分送修的空调是由于缺乏清洗保养而过早损坏的，因此，空调应在夏季使用前或冬季使用前进行1~2次清洗保养。

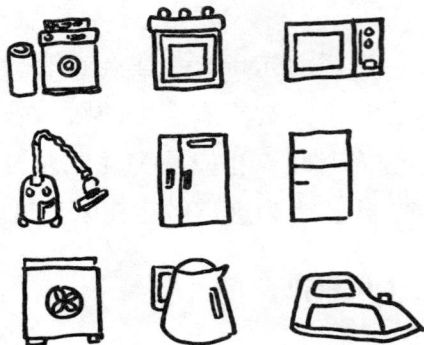

洗衣机

衣物洗涤前先取出口袋中的硬币等杂物，有金属纽扣的衣服应将金属纽扣扣上，并翻转衣服，使金属纽扣不外露，以防在洗涤过程中金属等硬物损坏洗衣桶及波轮。一次洗衣量不得超过洗衣机的规定重量，水量不得低于下限标记，以免电动机因负荷过大而过热，烧坏或造成绝缘线老化影响使用寿命。洗完衣服后，先别给洗衣机盖盖，应通通风。侧开门的洗衣机还要把镶嵌在门口的垫圈中的水擦干，以免滋生细菌。洗衣机应避免放在卫生间等潮湿、不通风的地方。洗衣机长期使用易滋生细菌，如果不经常清洗会给洗涤的衣物造成污染。要养成定期清洁洗衣机的好习惯，确保至少每两个月清洁一次，在换季或洗衣机使用频率较高的季节需要增加清洁次数。

电视机

不要长时间显示静止画面，要使用屏保程序。液晶电视一般在推荐的分辨率下使用可以呈现最优质的画面。如果发现屏幕上有灰尘，可用微湿的软棉布轻拭，水量不宜过大，切忌将清洁剂直接喷到屏幕表面；频繁擦洗也对屏幕不利。注意保持电视机的干燥，湿气对电视机的损伤是很大的，所以即使长时间不看电视，也最好定期开机通电，让电视机工作时产生的热量将机内的湿气驱赶出去。

冰箱

新购买或搬运后的电冰箱，应静置2～6小时后再开机，再进行2～6小时空箱通电运行之后方可存放食品。冰箱使用一段时间后，细菌滋生，内部的气味会变得非常难闻，影响食品风味，所以冰箱使用一段时间后，要把冰箱内的食物拿出来，清洁冰箱内部。为了保障人身安全，清洁冰箱时应先切断电源，用软布蘸上清水或食具清洁剂轻轻擦洗，然后蘸清水将清洁剂拭去。此外，冰箱长时间不使用时，应拔下电源插头，将箱内擦拭干净，待箱内充分干燥后，再将箱门关好。如果用的不是无霜冰箱，冰箱使用一段时间后冰箱内的霜层达到一定厚度时，冰箱的制冷效果便会下降，所以一定要为冰箱定期除霜。

吸尘器

吸尘器应根据使用对象的不同选择不同的吸嘴，吸尘器使用时间不宜过长，每次连续使用时间最好不超过1小时，以免电动机因过热而导致烧毁。有灰尘指示器的吸尘器，不应在满指示点上工作，若发现接近满点，应立即停机清灰。吸尘器在使用后，应及时将吸尘器中的灰尘、污物倒出，否则下次使用容易堵塞风道，造成吸力减小，甚至引起电动机温度过高而烧毁。要经常检查电源线、滤尘袋和接地装置的情况，若电源线有损坏裂纹、滤尘袋漏洞，应及时更换。要经常检查吸尘器各连接处的紧密程度，以免漏气，吸力减弱。

电烤箱

电烤箱是大功率的家用电器设备，应特别注意用电安全，使用时应检查电表及电线的负载能力，电表功率小于电烤箱功率时不能使用，电线负载能力小或有破损不能使用，电烤箱外壳应妥善接地。使用电烤箱烹饪食物时，应将烤制的食物事先调制好，并按食物性质和烤制要求分别放入烤盘或烤网中，再放入烤箱，参照说明书确定所用时间和温度，把相应的旋钮转到适当的位置。烤制过程中可通过电烤箱门上的玻璃观察窗观察食物的烤制情况，注意勿将水滴溅到玻璃窗上，以免爆裂。食品烤好后，取烤盘时，手不要碰触烤箱内胆和管状加热器，以防烫伤。烤箱每次使用完毕，应对烤盘、烤网等进行清洗，内壁应用干布擦拭。

电脑

注意电脑使用过程中的一些不良习惯：键盘操作时用力过大容易造成键盘按键的失灵。把光盘长时间放在光驱里，每过一段时间光驱就会自动进行检测，光驱长时间处于工作状态会影响部件的稳定性，加速机械部件的磨损和激光头老化。刚关机又马上重新启动。关机后请等待一分钟以上再重新开机，或者在主机没有断开电源的时候按下机箱上的热启动键进行重启。用手触摸显示器的屏幕。会因发生剧烈的静电放电现象而损害显示器，同时手上的油脂还会破坏显示器表面的涂层。长期不扫描和整理硬盘。每过一段时间就应该清理一下硬盘，并且进行整理，不要安装太多同样功能的软件。

豆浆机

豆浆机的水量放置应以靠近上水位线为佳，杯体内无水或水位过低时，机器处于自我保护或报警状态，电机和加热管都不工作。洗刷时，只能用水流及清洁刷冲刷机头下半部黏附的豆浆，切勿将机头浸泡于水中或用流水冲洗机头上半部分，机头上部和电源插座部分严禁入水。

厨房的家用电器

厨房小家用电器最需要注意的是油烟，油烟不但会使电器元件的绝缘性下降，使电器接点之间形成断路，油烟附着在电器内部还会腐蚀电器元件，缩短家用电器的使用寿命。因此，应该尽量避免油烟侵入家用电器，定期请专业人员对抽油烟机进行清洗。热水器要经常检查供气管道是否完好，有无老化现象，发现异常要及时处理。电器长期搁置不用，容易因受潮、受腐蚀而损坏，重新使用前最好进行检修。

第五节　健康烹饪

烹饪是对食物原料进行热加工，将生的食物原料加工成熟食品，即对食物原料进行合理选择、加工、加热、调味，使之成为色、香、味、形、质兼具的安全无害、有益健康、增强体质的饭食菜品。随着年龄的增加，人的器官功能逐渐衰退，容易出现营养缺乏和一些慢性疾病。合理饮食是身体健康的物质基础，对改善老年人的营养状况、增强抵抗力、预防疾病、延年益寿、提高生存质量具有重要作用。

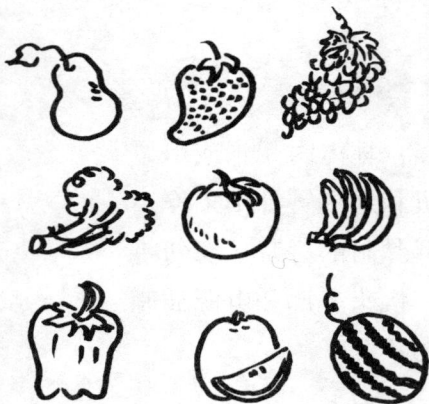

一、老年人的食物应怎么选用？

老年人的消化器官生理功能有不同程度的减退，咀嚼功能和胃肠蠕动减弱，消化液分泌减少。易患便秘、高血压、血脂异常、心脏病、糖尿病等病症。因此要合理选择食物，遵循品种多样，粗细搭配，荤素搭配，干稀适宜的饮食原则。

粗细搭配

粗粮含有丰富的B族维生素和矿物质，在体内主要以辅酶的形式参与三大营养的代谢，这些营养为机体提供能量，还有增进食欲与消化功能，维护神经系统功能等作用。粗粮中的膳食纤维含量较高，有润肠通便、防治便秘的作用，同时通过缩短粪便通过肠道的时间，使酚、氨及细菌等在肠道内停留的时间缩短。粗粮类食物餐后引起的血糖变化小于精制的米、面，有助于降低餐后升高的血糖，利于糖尿病患者的血糖控制。粗粮中含有丰富的可溶膳食纤维，可减少肠道对胆固醇的吸收，促进胆汁的分泌，降低血胆固醇水平，同时富含植物化学物如木酚素、芦丁、类胡萝卜素等，具有抗氧化作用，可降低发生心脑血管疾病的危险性。

荤素搭配

老年人身体情况差异很大，一些人坚持摄入动物蛋白质、脂肪能强壮身体的理念，另一部分人则坚持全吃素食能延年益寿的理念。哪种正确呢？建议在医务人员、营养膳食专家指导下，根据自己的身体健康情况、平时锻炼与活动量等情况进行综合评估后决定选择适合自己的食谱，根据自己的情况在不同时期、不同情况下进行合理的荤素搭配才是科学的行为。大吃大喝、过度饮食或只吃素食、随意断食等行为都可能给身体带来危害。荤菜中含人体所需要的八种氨基酸、胆固醇等脂类，是机体修复细胞和组织器官，维持正常代谢所必需的物质。荤菜中钙、磷、铁和脂溶性维生素丰富，疾病、手术、虚弱、消瘦、贫血的人群可以适当摄入。素食中的豆类、米面、蔬菜等植物含蛋白质及不饱和脂肪酸、维生素C、胡萝卜素、膳食纤维素。两者应相互搭配，互相补充，相得益彰。老年人胆汁酸产生减少，酶活性降低，消化脂肪的功能下降，故摄入的脂肪量比比例应以20%为宜，应适当减少肉食，尤其是动物的脂肪如羊油、牛油要少吃，以植物油为主。老年人糖耐量降低，胰岛素分泌减少，易发生高血糖，故不宜多吃甜食。

补充维生素、矿物质及微量元素

随着年龄的增加，老年人体内的骨矿物质不断丢失，骨密度逐渐下降。一方面，女性绝经后由于激素水平变化，骨质会加速流失；另一方面，老年人吸收钙能力下降，若膳食中钙摄入不足，更容易发生骨质疏松和骨折，故应注意钙和维生素D的补充。锌能维持和调节正常的免疫功能。硒可提高机体的抗氧化能力，与延缓衰老有关。适量的铬可使胰岛素充分发挥作用，并使低密度脂蛋白水平降低，高密度脂蛋白水平升高，故老年人应注意摄入富含这些微量营养素的食物。补充维生素的不足可减少老年多发病，如维生素A可减少老人皮肤干燥和上皮角化，改善视力；胡萝卜素能清除过氧化物，增强免疫功能，延迟白内障的发生；维生素E有抗氧化作用，能减少体内脂质过氧化物，清除脂褐质，降低胆固醇浓度；维生素C有防止血管硬化的作用。故老年人应该多食用含各类维生素的食物。

二、怎样的烹饪方法能够保持食物的营养成分？

合理烹调是实现合理营养的基本条件之一。为了从食物中获取全面营养，除了合理搭配食物的营养成分，还应选择合理的烹饪方法。

烹饪多用炖、焖、蒸，少用油炸与油煎

蒸这种烹饪方法保持了菜肴的原形、原汁、原味，能在很大程度上保存菜的各种营养成分。蒸菜的口味鲜香，嫩烂清爽，形美色艳，而且原汁损失较少，不容易混味。

经常换用食用油的品类

长期食用单一同一类食用油，容易造成营养摄入不平衡，可以

选不同种类的油换着吃。有高脂血症、心脑血管病史的患者应尽量选择橄榄油、亚麻籽油、茶油。控制用油量，烹调时应尽可能沥干油分，刚煎炸完的食物要用专用纸巾吸除油分。

少加味精和食盐

患高血压、冠心病的很多慢性病患者都应控制食盐的摄入。做菜配料用得多的，应将总盐量减量计算，很多菜肴在烹饪中会加入大量的配料，而很多配料中都含有食盐。酱菜及腌菜盐分较多，营养成分也有较大损失，只可作为开胃食品（少吃为宜），不能作为一餐中的主菜。

烹饪时应注意的问题

油炒时不要过早放入食盐，否则不仅影响食物的成熟时间，还会析出较多的菜汁，使维生素和矿物质溶出较多。起锅放盐，可使盐分不进入食物内部，从而减少用量。避免使用铜制炊具，因为铜会加速维生素的破坏。烹饪时可适量加些醋，对维生素B族和维生素C都有保护作用。油炸食物后的剩余油品不能反复使用，油脂高温氧化，产生致癌物质较多，反复次数越多，产生的致癌物质越多。

三、怎样的就餐环境有利于老年人的健康？

合理安排老年人的就餐，可使老年人保持健康的进食心态和愉快的进食过程。正确的食材搭配及健康的烹饪方式可以保证老年人饮食的质量，此外还要考虑老年人的就餐环境和进食情绪。人的就餐环境和进食状态十分重要，子女应尽可能回家陪老年人一起用餐。老年人与子孙或亲朋好友一起进餐不仅能增加其对食物的享受和乐趣，使其增进食欲，还有助于交流感情，了解彼此在生活、身体、工作方面的状况。在开心、热闹的环境里，老年人进食量会增加，在各种营养摄入充足的同时可以享受家庭欢聚带来的乐趣，帮助老年人消除孤独寂寞，有效促进身体健康和预防心理疾病，从而延缓衰老，提高其生活质量。

四、慢性病患者的饮食应注意什么？

慢性呼吸道疾病患者应忌凉。食用寒凉食物，气管、支气管受到刺激，容易诱发气道炎症及哮喘等疾病。其中哮喘患者不能食用海鲜类食物，否则容易诱发发作。肥胖病人要严格控制体重，少吃面食、甜食、含动物脂肪多的肉类，宜多吃粗粮、新鲜水果、蔬菜，增加膳食纤维。慢性胃炎患者以少渣的软食为主，避免生、冷、硬、麻、辣、烫等刺激性食物，细嚼慢咽、少食多餐。慢性胆囊炎、胆石症患者，宜低脂肪、低胆固醇饮食，避免刺激性食物和强烈调味品，忌油煎、油炸食品。青光眼患者不可一次大量饮用饮料，因为饮料会稀释血液，引起血浆渗透压降低，房水增加，眼压升高，加重青光眼病情。冠心病患者忌食肥肉，因其含较多的饱和脂肪酸、胆固醇，会使血脂升高、血液黏稠度增高，易诱发冠心病发作。肝病患者忌饮酒，饮酒会直接伤害肝细胞，使肝细胞变性或坏死，导致病情进一步恶化。风寒感冒者忌食螃蟹，虽然螃蟹营养丰富，风味独特，但是螃蟹性寒，吃后会加重原有的风寒症状。痛风患者忌喝肉汤、吃动物内脏，因其嘌呤含量较高，往往会诱发痛风。

第六节　健康沐浴

沐浴是人们健康生活的重要组成部分。沐浴除了能清洁身体，也是一种锻炼方式。尤其是对于老年人来说，如果沐浴方式正确，还能预防疾病，达到健康养生的效果。居家生活中，我们常听到因沐浴不当引发的一些危险事件。那么，老年人健康沐浴应注意哪些事项呢？

一、怎样保障浴室环境安全?

浴室地面装修要用防滑地砖，淋浴喷头下应增设防滑垫，浴室墙面最好安置扶手，进出浴室要小心，以防跌倒。

燃气热水器一定要严格按照国家对燃气热水器的规定正确安装，注意通风，以防煤气中毒。如果安装的是电热水器，要注意用电安全，电热水器供电的插座应使用符合安全标准的、独立固定的三相插座，面上应有防水盖。插座与电热水器插头应匹配，电热水器应安装在室内的承重墙上，安装环境应干燥通风，无其他腐蚀性物质存在，保证电热水器的水压正常，如确实水压过高的话，则一定要在前面加装减压阀。

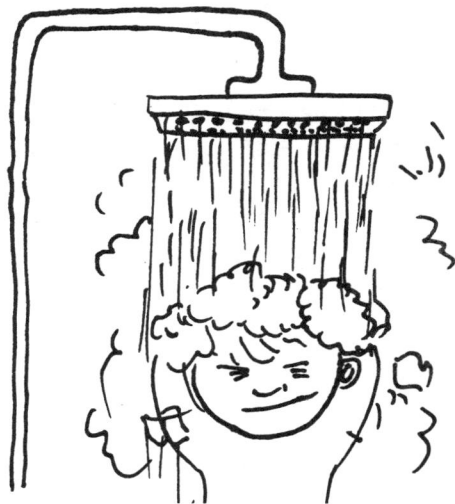

二、沐浴的注意事项有哪些?

老年人的体力有限，长时间站立可能会力不从心，容易晕倒或滑倒。因此，老年人沐浴时应放置坐凳，最好使用专门的洗澡椅，站累了可以坐着洗，既省体力，又不担心滑倒。老年人也可用浴缸，比淋浴节省体力，也更安全。

提醒老年人进入浴室后，将门虚掩即可，千万不能在里面落锁，这样一旦出现紧急情况，可以及时施救。身体状况较差的老年人，最好在家人的陪护下洗澡。家人也要多关注老年人的沐浴时间，并及时提醒。如老年人进入浴室的时间较长，可敲门问一下老年人的状况。老年人进浴室后，家人应待在浴室附近，不要将电视音量调得过大，以免听不到浴室内的异常声响或是呼救声，延误救助时间。

身体不适不宜沐浴。老人沐浴前要确保身体处于良好的状态，没有不适感。在刚吃完饭、刚服完药或是感到困顿、身体乏力、头晕恶心时，不应沐浴。在气压很低，天气非常潮湿、闷热时，如果身体不适也不宜沐浴。在进入浴室前，要确保无头晕、恶心等不适症状。有心脑血管疾病的老年人，沐浴时最好备一些常用急救药品，并有家人在浴室外照应。

空腹和饱餐后不宜沐浴。闷热的环境会消耗掉人体的一部分能量，此时人体新陈代谢较快，导致人在沐浴时会出现饥饿感，所以老人不能空腹沐浴。饱餐后也不宜立即沐浴，刚吃完饭，大量血液聚集在胃部，此时沐浴，全身血管扩张，皮肤和肌肉血流增加，脑血流更加减少，不但易出现头晕眼花还会影响消化，建议沐浴最好安排在饭后一两个小时。

临睡前不宜沐浴。沐浴后立刻上床会导致人难以入睡，最好在睡前两小时沐浴。晨浴可以使大脑兴奋，保证一天精神振奋。但如果没进食就沐浴，很容易发生晕眩，甚至发生低血糖，如果再加上水温过高，血管扩张，还会出现脑供血不足、虚脱甚至昏迷的情况。

沐浴前应适当补充水分。老人进浴室前要提前喝些温开水或果汁，沐浴时也可带一瓶水进浴室，以便口渴时及时补充水分，沐浴完后也应喝一些水，避免脱水引起血液黏稠，供血不畅等引起不良反应。

三、怎样提高沐浴水质？

虽然人们注重提高沐浴的环境、用具设施及沐浴清洁用品的质量，但对沐浴用的水质还不够重视，大多还是直接使用自来水管道的水。自来水中余氯、铅等有害物质在沐浴的过程中被肌肤吸收，会影响身体健康。改善沐浴用水的质量已经成为人们继饮水质量后成为人们的又一关注热点。目前市面上常用的有家用沐浴过滤器，它能有效地过滤掉大肠埃希菌、余氯、铅等对人体有害的物质，而且安装简单，维护成本也不高。

四、沐浴时的水温保持多高适宜？

沐浴的水温应与体温相近，控制在35℃～42℃。如果水温过热，会使人体全身表皮血管扩张，血压降低，心脑血管供血减少，出现头晕、眼发黑、心悸等不适症状或晕倒；如果水温过冷，则易使皮肤毛孔骤然紧闭，血管紧缩，血压上升，可诱发高血压和冠心病急症发作，接近或稍高体温的恒温沐浴适合老年人群。现在家里的热水器大多都是恒温热水器，可以把温度调到合适的温度，但因为水在传送过程中的热能丢失，显示面板上的温度和出水口温度是有差异的，所以应以出水口温度为准。故血压偏低的人沐浴水温不宜偏高，有高血压、冠心病史的人水温不宜过低，更不能洗冷水浴，以免血管收缩引起意外发生。

对年轻人来说，冷热水交替沐浴是很好的健康锻炼方法，它能通过刺激血管的收缩和舒张功能，改善全身组织血流量，促进新陈代谢。可从夏季开始长期坚持，以达到强身健体的效果。

五、沐浴次数和沐浴时间多少为宜？

无论哪个季节，沐浴的时间都不宜过长，科学的沐浴时间应控制在15～30分钟。因为长期泡在热水中，会将血液较多存积于全身的皮肤及皮下组织中，使回心血量减少，脑、心供血下降，老年人容易晕倒，严重者还会造成心脑血管疾病的急性发作。另外，沐浴次数过勤会造成皮肤过早老化，因清洁过度出现脱屑、破裂的现象，不利于皮肤健康。天热的时候，可以多洗几次，天气转凉就要减少沐浴次数。适当沐浴才是更为健康的生活习惯。

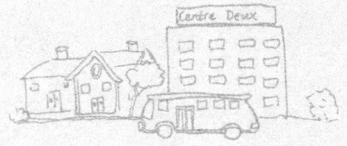

第五篇　休闲旅游篇

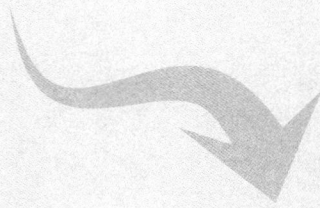

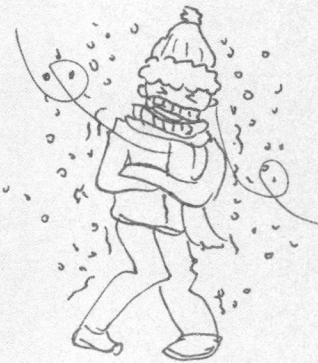

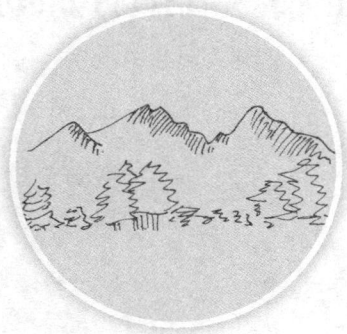

第一节　旅途常备急救药

外出旅游的老年人越来越多，在旅途中出现
的各种健康问题和意外事件引起了人们的关注。
老年人的抵抗力较差，适应力也较弱，易出现因
水土不服、饮食不当引起的头痛、发热、腹泻等
症状，或因劳累、衣食住行习惯突然变化，诱发
慢性病发作或意外受伤等事件。故老年人外出旅
行时需要多做准备，如携带一些常用急救药物以
应付突发意外事件的发生。旅途中需要携带哪些常用急救药物呢？

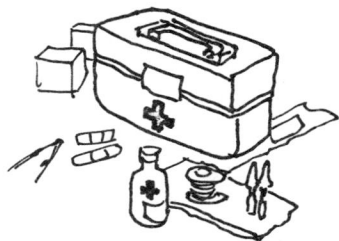

一、针对病情的治疗用药

很多老年人患有慢性疾病，需按照医嘱长期服药。冠心病、高
血压、糖尿病者，应带平时服用的药。例如，扩张冠状动脉的药
物，常用硝酸异山梨酯片（消心痛片）、硝酸甘油片、速效救心丸
和各种降压药及降糖药等，应在药瓶外注明每种药的服用时间和剂
量，以保证旅行在外身体不适，需要他人帮助取药时，他人能够帮
助其快速准确找到并服用。胃炎、溃疡病患者可带复方铝酸铋（胃
必治）、硫糖铝片、法莫替丁等药物。哮喘患者应带平时用药，如激
素口喷剂、沙丁胺醇（舒喘灵）和氨茶碱片等。糖尿病患者必须携

带平时服用的药，如磺脂类或双胍类、α-糖苷酶抑制剂［阿卡波糖片（拜糖苹）］等降糖药，防止病情加重或旧病复发。需要提醒用胰岛素的糖尿病患者，在办理登机手续时，胰岛素必须随身携带，不能托运，因为行李舱内的低温会使药物失效。高血压、冠心病、糖尿病等需要长期服药的人群，去高海拔缺氧的地区、气候恶劣地区或旅途交通不便、食宿条件差的地区，需特别慎重，出行前必须去医院做必要检查，根据医生意见确定是否能出行，以及出行的各类注意事项，并随身携带相应的药品。出行前可以购买一种定时便携药盒，将药品分格存放，提醒定时服药。

二、抗感冒类药物

旅游途中患上伤风感冒很常见，可以随身携带一些中成药。如，黄连上清片，具有清热解毒、抗菌消炎的作用，适用于咽炎、牙龈炎，还可通便。牛黄解毒片，具有清热解毒的作用，适用于咽喉肿痛，牙龈肿痛，口舌生疮，目赤肿痛等。服用时要注意阅读说明书，看是否对症。解热镇痛药也可适当携带，如阿司匹林片、吲哚美辛片（消炎痛）等，发烧、头痛明显的情况可临时小剂量服用，注意小孩和胃溃疡患者不宜服用。口含片如西地碘含片（华素片），在感冒咽痛时含化，可预防口腔感染。抗生素则在细菌感染时服用，有复方磺胺甲噁唑片、氧氟沙星片等。

三、治胃肠道疾病类药物

为预防旅游途中患胃肠道疾病，建议常带盐酸小檗碱（黄连素片），在进食不洁食物引起腹痛、

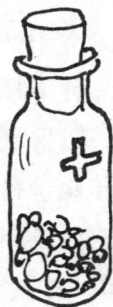

腹泻等症状时可服用。藿香正气滴丸、藿香正气软胶囊，适合夏季旅游因中暑引起的呕吐、腹泻和肠胃不适。容易消化不良或饮食上火的人，可带健胃消食片和牛黄解毒片。

四、防晕船、晕车药

平时易晕车船者，可带晕车药，于上车船前半小时口服一次。如长途旅行，可在上车船后三四个小时加服一次，效果更好。

五、外用药

风油精、清凉油、驱蚊油以及防晒霜等常用外用药，在出远门或远离大城市的一些原始、险要的景区旅游时非常必要。它们有清凉、解暑、解毒、止痛、提神醒脑之功效。有的还有防蚊虫叮咬、防晒功效。创可贴、无菌纱布和碘酊等外伤药也应必备。它们常用于轻微擦伤、割伤等小外伤处理。云南白药喷剂或正红花油，可用于跌打扭伤等软组织损伤，外用可以消肿、止痛。

六、抗过敏药

地塞米松软膏等消炎止痒膏类的外用药，适用于日晒引起的皮炎和接触过敏症，可按照药品说明书短期使用，但面部应少用，有伤口或微生物感染则不能用。外用药效果不好，可选用抗组胺药，如马来酸氯苯那敏片（扑尔敏）、阿司咪唑片（息斯敏）、西替利嗪片等。

七、高原地区常备药

高原地区主要是西藏地区发生高原反应的事件较多，高龄、有慢性疾病者应严格遵照医生意见决定是否出行。去到高原地区的人常常出现头晕头痛、气紧胸闷、发绀、心悸等症状，故需携带镇静安眠药和止痛药，如地西泮片（安定片）和止痛片，能改善睡眠和缓解症状，避免发生高原反应，一般需要提前一两个月服用抗高原反应的药，如红景天。缺氧造成的症状推荐使用以下药物：氨茶碱、激素（地塞米松片）和利尿剂呋塞米（速尿），有呼吸气紧时应及时服用。准备眼药水，如氯霉素眼药水或人工泪液，在眼睛充血发红或干涩时滴眼。

第二节　旅游养老形式多

一、什么是旅游养老？

随着养老产业的发展，养老方式越来越多，社区养老、旅游养老、动态养老等方式诞生。这些新颖的养老方式带给老年人更为有趣的生活，成为社会比较追捧的养老形式。旅游养老在本质上属于老年度假旅游，是老年旅游者以异地养老的形式发生的不以工作、定居和移民为目的的旅行和游览活动的总称。其中异地养老是指老年人离开现有居住地到外地居住的一种养老方式。旅游养

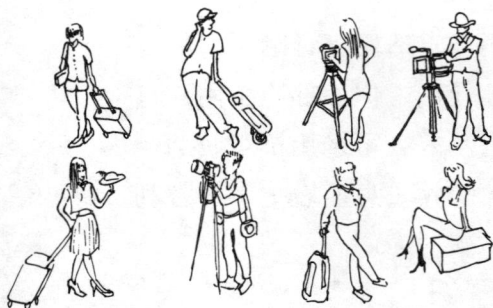

老便是在异地养老过程中所发生的一系列旅游活动，它将养老服务和旅游活动结合起来，既是一种新开发的专项旅游形式，又是一种新的养老方式，可能成为未来养老的新趋势。它把养老服务与旅游活动有机地结合在一起，使旅游成为老年人的一种生活方式。旅游养老把旅游资源和养老服务结合起来，老人们可以根据季节的变化选择不同的地方养老。如冬季，老人们可以到较温暖的地方过冬，而夏季则可以到凉爽的地方避暑。旅游养老可以丰富老人们的晚年生活，提高生活质量。

二、旅游养老有哪些形式？

旅游养老主要表现在随着季节、气候的变化，老年人会选择环境更舒适的地方度假养老，如旅游度假地、环境宜人的中小城市、风光优美的城市郊区等。其表现形式主要有"候鸟型"旅游养老、"生态养老"、老年"旅居团"、老年"养老部落"、"乡村养老游"、老年"长期游"、"连锁式异地置换型老年旅游"等。目前国内有以下几种具有代表性的旅游养老形式。

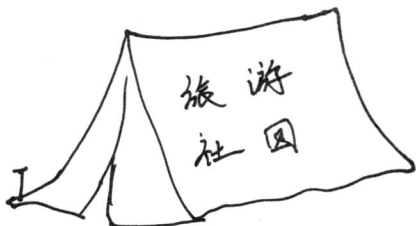

候鸟型

顾名思义，老年旅游者如候鸟一样，在相应时段选择短期移居到不同的地域，这是目前旅游养老中最为常见的一种类型。优美的自然风光和宜人的气候成了旅游养老者选择目的地的首要条件。人们冬季避寒常常去海南、厦门等温暖地区，夏季避暑则首选大连、青岛等北方滨海地区，昆明、西昌等地冬暖夏凉、四季宜人，是热门旅游区。

乡村型

郊区乡间清新的空气和幽静的山林、田野，能够满足很多老年旅游者亲近自然、崇尚养生的生活追求，是山水养生、森林养眼的高品质旅游养老目的地。乡村型旅游养老是一种特殊的旅游形式，选择这种形式的老年人多数会与村中农户签订较长期的居住协议。它价格适中，消费不贵，受到老年人的推崇。

周游型

选择这种方式的老年人主要目的在于观光，线路往往包括多个旅游目的地，人们多以自助游的形式，在多地慢慢观光、度假。适合较年轻的、经济条件好的人群。

三、适宜老年人的出游方式有哪些？

对于年轻人来说，旅游不仅可以观光，也是一项很好的健身运动。老年人出游有诸多不便利的因素，比如身体状况不允许、游玩项目选择有条件、气候条件不适应等。老年人通常适合静游。静游是指活动性较小的旅游行为，对机体能量的消耗较少。如漫步于山间小径，沉醉于原野风光，泛舟湖泊，品茗赏月等，既赏心悦目又能活动筋骨，以不感到劳累为宜。

第三节 合理制订旅游计划

目前，旅游已经成为众多老年人的一种生活时尚，它既可以锻炼身体，又可以饱览大自然的风光，悠然享受大自然的美好。为了能使老年人更好地享受旅游带来的乐趣，针对老年人的身心特点，为其制订合理的旅游计划是十分必要的。老年人旅游前安排出游行程时，要特别注意选择适合的旅游目的地及旅游方式。那么，老年人该如何制订旅游计划呢？出行旅游需要注意哪些事项呢？

一、旅游计划切忌过大

常言道"人老心不老"，不少老年人虽两鬓斑白，但精神状态不减当年，甚至比年轻人更有雄心壮志。实践证明，做任何事都需要有个循序渐进的过程，外出旅游也不例外。要根据自身的身体条件，把旅游计划拟定得合理一些，首次出行将逗留的时间拟定得短一些。在经过多次旅游后，再根据自己身体情况调整下一次出游计划。

二、多选平地少选高山

对于旅游景点的选择要切合实际。如泰山、黄山等一般比较适合年轻人，而老年人则宜选择低海拔或舒缓的丘陵景点或者海边、湖畔、历史人文景观等观光。

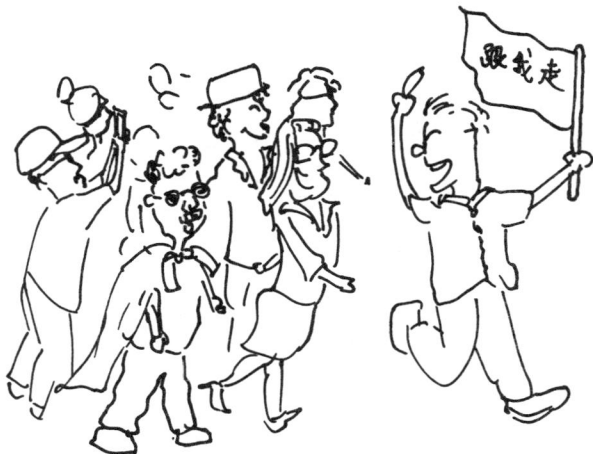

三、行程不宜过远

在旅游过程中，跨越的地理经纬度越大，温差变化也越大，对老年人可能产生不良影响，需要携带的服装和用品也会增加，故宜谨慎选择。

四、报团别贪图便宜

带老年人旅游，旅行社需要另外安排陪护人员随行，行程安排也要仔细，对旅行社的要求较高。一些不负责任的旅行社把常规团包装成"银发游"。故报名时一定不要图便宜，而要选择大品牌、有信誉的旅行社，或者加入大旅行社的旅游俱乐部。现在很多旅行社都推出了"夕阳红线路""长者行"等老年人旅行团，针对老年人情况安排行程，行程设计比较轻松，体力消耗不大，有的还会配备专业医护人员。

五、尽量与家人、朋友结伴出行

老年人外出旅行，最好和自己的老伴、亲友以及老同事、老朋友结伴而行，不宜独自外出旅游。老夫老妻或亲朋好友一起随团出游，大家早已相识，在旅途中无所不谈，有说有笑，相互关照，自然其乐融融。

六、选择适宜时间，避开高峰期

老年人的时间比较空闲，出游的时间可以有许多选择，出游应避开旅游旺季、节假日和黄金周等高峰期，一来可以避免高密度人流，二来淡季出游价格相对优惠。

第四节　外出旅游巧安排

人们退休之后时间比较多，多数人会选择外出旅游，了却自己多年来的心愿。出门旅行活动量比平时多，四处奔走也锻炼了身体，还能提高阅历，开阔眼界，修身养性。那么，老年人外出旅游需要注意哪些问题呢？

一、选择适宜的季节

对年轻人来说，一年四季都是旅游的好时光，即使在寒冬腊月，也可踏雪赏梅，领略银装素裹的景色。可对老年人来说，就不能随心所欲了。对患有心血管和呼吸系统疾病的老人来说，寒冷的天气不宜出游，容易发病，炎热的夏季也不适宜，容易中暑。对于老年人来说，最好的旅游时节应该是春秋两季。

二、选择适宜的景点

我国地域辽阔，山川秀丽，拥有众多的名山秀水。不过对老年人来说，宜少游山多玩水，多游文化古迹和古典园林景点。因为游山免不了要登高涉险，老年人的腿脚毕竟不如年轻人利索，上山下山会对膝关节造成较大的损伤，故应尽量减少爬山项目。游览古典园林，赏玩湖光水色，便无攀登之劳。

三、出行之前宜体检

老年人在旅游前宜做一次全面体检，体检合格才能出门旅游。有慢性病的老年人出门前要备好应急药物，不可中断原有疾病的治疗。

四、旅游时间宜适度

旅游时间过长，体力消耗过多，对身体健康反而不利，需要适可而止。一般以一星期为宜。

老年人易疲劳且不易恢复，旅游中要有充足的休息和睡眠，若感到体力不支，可休息几天或中止旅行。在长时间步行游览时应随时坐下小憩。外出游览时，要注意量力而行，不要过分消耗体力。老人平衡能力差，行走常不稳，易摔跤，建议老人不要或减少跋山涉水。

五、携带适宜的衣物

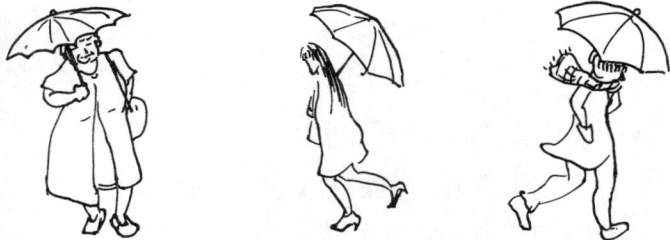

人们出游最害怕的莫过于生病，即使受凉感冒，也会影响好心情。对当地的天气情况要提前了解，做好功课，根据自己的身体情况准备好适宜的衣物，出门不宜带过多的衣服和器具，除必要的衣物外，最好一物多用，如有防雨功能的带帽

风衣，既可以保暖御寒，又能遮风挡雨。

景区山高路远，应准备登山鞋、拐杖等。城市平原观景，需要一双适足、轻便、透气的运动鞋。海边沙滩游玩，凉鞋必不可少。有些东西在当地买即可，既有纪念意义，又可以省去携带麻烦。夏季到海滨和高原地区都应准备防晒霜、太阳镜、遮阳帽、防紫外线衣物等能抵御强光对眼睛、皮肤刺激和辐射的用品。

六、合理饮食，注意卫生

旅游时人体体力消耗较大，有些景点购物不方便，应带一点备用食品。老年人肠胃功能较弱，容易水土不服，引起消化功能紊乱，饮食要清淡，少吃油腻和辛辣食物，少饮或不饮酒。旅游时免不了在外面用餐，注意不要吃生冷和不洁的食品。

七、旅游类型与等级的选择

美景配美食才算完美，人们可以根据地方差异及自己的饮食习惯合理选择饮食，比如喜欢面食的北方人，一般不适应南方餐餐吃大米的习惯，这时可根据自己的喜好享用。注意品尝当地美食时应避免大吃大喝，暴饮暴食。有的旅客来自内陆，对海滨地区的海鲜感到很新奇，此时应注意避免过量进食引起身体不适。慎食街头巷尾的流动摆摊小吃，忌吃过期食品。例如，游客携带食物去外地旅游，食物在旅行途中变质或过期，舍不得丢弃而勉强吃下，或买到变质过期食品误食而引发疾病，整个旅游计划会因此中断。陌生人馈赠的食物应慎吃，旅游中会碰到一些热心的当地人馈赠食物，这时首先应感谢对方，然后婉言谢绝。

八、注意旅途中的人身、财产安全

不同的旅游地，住宿情况各不相同。我国幅员辽阔，旅游地的

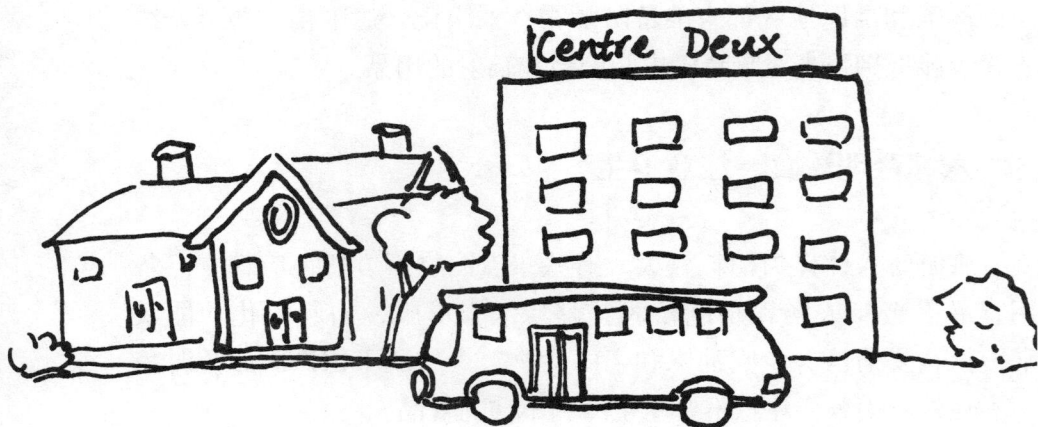

旅馆类型较多，有星级宾馆、普通客栈、家庭旅馆、青年旅舍等，旅游的人们可根据自己的经济水平及爱好前往。人们可以根据自己的行程安排，在电脑或手机上进入旅游网络平台页面，选择适合的旅馆，进行预约登记，抵达目的地后便可轻松入住。

春秋季节，天气变化大，尤其是"春天好似孩儿脸，一日变三变"，早晚温差大，所以应多带些轻便、保暖的衣服，便于增减和替换。最好穿一双适足、松软、透气的鞋，有了适足的鞋，才能保证旅途顺利。

春季，气候多变，出行时要带足衣服和雨具。老人的体温调节功能较差，易受凉感冒，所以衣服要带够，帽子、围巾也很有必要，以便及时增减。行走出汗时不要马上脱衣敞怀，昼夜温差大的地区，睡前要盖好被子，夜间风起雨来时要关好门窗。

　　我们入住酒店后，必须仔细观察逃生路线示意图，实地观察逃生路线及楼梯逃生出口的具体位置，并确认逃生出口没有被锁上。从防火防盗的角度看，楼层第四、五层比较适宜，发生火灾也易逃生和获救。要养成良好的习惯，手机、钥匙、证件、银行卡、手电等平时随身小包携带，一旦发生火灾绝不要贪恋财物，只带上必要的东西，从逃生通道快速下楼离开，不要乘坐电梯逃生。如果感觉房门已经高温发烫，不能开门，可往门上泼水降温并将浴缸放满水，用毛毯或湿毛巾浸湿后塞堵住房门缝隙，防止烟尘入室。若浓烟已经进入房间，请打开窗户，用湿毛巾捂好口鼻，把浴巾浸湿披在身上转移至安全地带。切记不要大喊大叫，以免吸入高温烟尘烧伤气道，缺氧窒息。

　　旅游时忌带贵重物品和大量现金，身份证/护照、信用卡、贵重首饰、照相机、摄像机等须谨慎保管。进宾馆房间住宿，先检查窗户、房门的插销是否完好，卫生间供水及烧水壶有无异常，随即扣好门插销及保险栓，并打开廊灯。如果有人送东西到房间，应通过猫眼观察确认，或者打电话向前台证实后再开门。退房时，注意检查有无遗漏的物品，特别是手机充电器、剃须刀、手机、钱包、首饰、衣物等小件物品。

　　不要在公共场所随意大声接打电话，被"有心人"听到，有可能遇到一场临时编排好的骗局"请君入瓮"。随身携带的现金不要太多，贵重首饰不要戴在身上，尤其是晚间外出时，应取下放好，以免招来盗窃甚至抢劫。上下交通工具时请注意检查所带物品，不要遗漏，在拥挤的场所最应看护好。独自游玩时不要去人烟稀少、偏僻的地方，观察留意周围情况。出行时计划好路线，乘车过程中发现异常情况应马上联系同伴或当地旅游部门，并告诉对方你乘坐的车的车牌号、车型、颜色和目的地。这样可以对犯罪分子产生一定的威慑作用，可能打消其违法犯罪的念头。

出行一定要注意交通安全，车祸已成为仅次于疾病的威胁人类生命的杀手。一旦发生交通事故，请不要惊慌，积极采取自救，保护事故现场，并及时报警。

在手机中，最好把紧急电话号码设置成单键拨号或者快速拨号，以便事故发生时可以快速找到适当的联系人和机构。一定要知道当地的报警及救援电话，如美国的报警电话是911，中国香港的报警电话是999。出门旅游期间，应与家人保持联系，随时告知自己的行程及地点或拍照发布，一旦有突发事故，家人能配合警察在最短的时间内找到你。

第七节　高原旅游需慎重

高原地区风光旖旎，是人间圣地，没有到过高原地区可谓人生一大遗憾。但高原海拔高，缺氧，气候变化大，身体有疾病的人去旅游有一定的风险。想去高原地区旅游的人们应该了解该地区的环境、气候特点，以及身体会产生哪些不良反应，并做好充分准备，减少旅游中的意外。

一、高原的环境特点

高海拔易缺氧

随着海拔的增高，空气压力降低，导致空气稀薄，在海拔4270米高处，氧气压力只有海平面的58%。由于空气稀薄，氧气的绝对含量变小，人容易缺氧。

寒冷

根据气象测定，海拔高度每升高100米，气温约下降0.6℃，海拔高度每升高1000米，气温就会下降约6℃。因此，高原地区的气温比同一纬度的其他地区更低。

湿度低

高原的湿度较低，人体排出的水分增加。据测算，高原上每天通过呼吸排出的水分为1.5升，通过皮肤排出的水分为2.3升，在不包括出汗的前提下，就达到同一纬度平原地区人体所有体液排出总和的1倍。

阳光辐射强

在海拔3600米的高处，宇宙间的电离辐射、紫外线强度对皮肤的穿透力是海平面的3倍。另外，这些射线通过积雪的反射也非常强烈。据测定，积雪可将90%的紫外线反射回地表，而草地的反射率仅为9%～17%。换句话说，由于积雪的作用，人体将受到双重紫外线的辐射。

高原反应

由于高原低氧的地理环境所致人体的各种病理性反应，俗称"高原反应"。高原反应的常见症状包括呕吐、耳鸣、头痛、呼吸急迫、睡意蒙胧等，严重者会身体浮肿、意识丧失、脑水肿等。

二、高原旅游注意事项

严格的体格检查

在进入高原之前，特别是第一次进入高原的游客，一定要进行严格的体检。特别是有心、肺、脑、肝、肾疾病的患者和高血压患者，切勿盲目进入高原。感冒患者最好在感冒痊愈后再去高原，以免发生危险。此外，16岁以下和60岁以上者，患有贫血、糖尿病和较严重的心脑血管疾病和慢性肺病（慢性支气管炎、哮喘等）者、精神疾病患者以及孕妇等也不宜到高原旅游。

戒烟

进入高原，请戒烟，保护自己，也保护同伴。香烟产生的一氧化碳与血红蛋白的亲和力是氧气的250～300倍，大量抽烟会加重高原反应。高原空气稀薄，学习匀缓的呼吸，保证氧气供给是非常必要的。运动试验证明，采用腹式呼吸比胸式呼吸更能增加肺活量及氧吸入量，有利于缓解缺氧症状。

尽量降低身体新陈代谢

避免剧烈活动和控制情绪，如快速行走和大声喊叫。慎用过热的水洗澡，以免加快身体的新陈代谢而加剧缺氧，导致肺水肿。

多摄取高糖类、高植物蛋白和低脂肪的饮食

糖类能够快速为人体提供热量，使人适

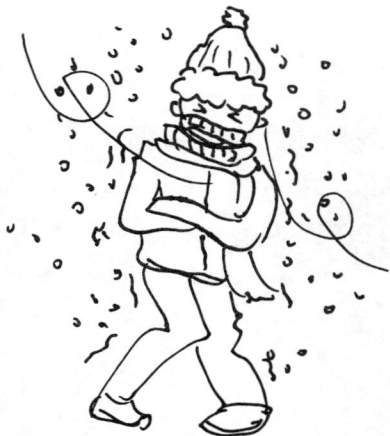

应高强度的活动，还可增加通气量。过量的脂肪和动物蛋白可加重高原反应，应少食。一定不要饮酒，走路要慢行。由于高原空气湿度低，人体容易迅速失水，导致血液黏稠度增加，血红蛋白增高，极易形成血栓，引发心脑血管疾病的发生，因此，要不断少量喝水。此外，高原反应容易导致失眠，可以遵医嘱或按说明书适当服用地西洋（安定），保证充足睡眠。

三、人体的应变措施

要从容应对高原反应，首先要了解旅游者初入高原后身体机能的变化，从而做出科学的应对措施。高原环境对人体各大系统及代谢影响有以下几个方面。

血液循环系统

进入高原后，在低氧环境下人体各脏器循环血量需要重新分配，以保证重要脏器的血液供应。急性缺氧时，机体会适应性地增加红细胞数量，心率明显增快，甚至出现心律失常，心脏会逐渐出现代偿性扩大。进入高原后的最初两小时，机体开始产生过多的红细胞以适应缺氧环境，血红蛋白每星期升高1.1克，约6个星期后，机体血红蛋白将升高至原有水平的1.4倍。由于空气缺氧，肺内血管收缩，肺内动脉高压，可出现右心功能不全，体内氧气的交换减少等现象。脑内供氧不足，血管扩张，脑血流量增大，颅腔内压力上升，旅游者常感到头疼。

呼吸系统

在海平面水平安静的状态下，人体每分钟需要250毫升氧气，即需要吸入5升的空气在肺内进行气体交换。而在海拔3000米的高度，人体必须吸入7.5升的空气，才能满足身体对氧气的需要。一般的情绪兴奋和轻微运动都会使旅游者心跳加速，消耗更多的氧气，人体的晨脉（清晨初醒时的脉搏）较在海平面时的晨脉高20%左右。10天后，晨脉会降至原来水平。

居住在高原对一部分支气管哮喘的患者控制病情有利，这与治疗支气管哮喘所使用的低压氧舱原理相似。高原四季分明，空气清新，湿度低，臭氧含量高，强烈的阳光辐射能够杀死大部分的病原微生物等，减少哮喘病人发病的概率。事实上，高原当地居民就很少患有哮喘病。但是哮喘患者去西藏、青海等高原地区仍需谨慎，需要去医院检查，由医生评估后决定。

免疫系统

实验结果表明，短暂中度缺氧可使免疫功能增强，但长期慢性低氧则容易抑制免疫功能，使T淋巴细胞受到损害，使机体易受细菌感染，对治疗的反应差。

消化系统

高原低气压可能导致胃、肠内残存气体膨胀，产生腹胀，导致体内产气较多。另外，饮用水沸点降低，饭菜难以熟透，加上体内消化菌群及消化器官的不适，容易导致消化不良性腹泻，使人出现水土不服的现象。高原的新鲜蔬菜种类较少，维生素摄入少，容易导致口腔溃疡、牙龈出血等现象，所以应每天补充维生素。

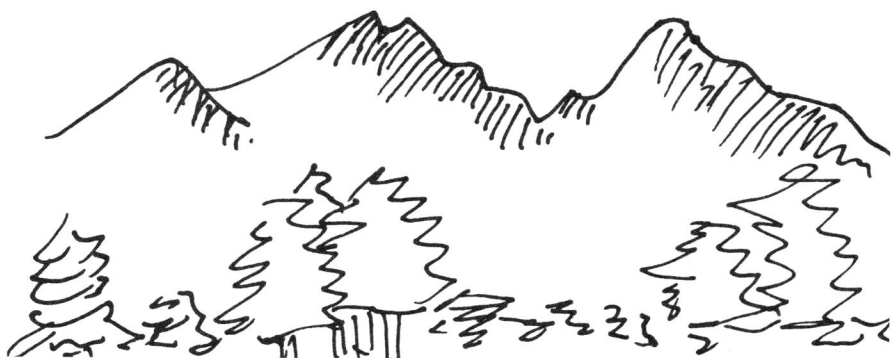

四、认识高原反应

高原反应必须早发现，早治疗。有不少高原反应会带来严重的后果，必须谨慎对待。

急性高原病

急性高原病常发生在进入海拔3300米以上高原的第一、二天，尤其是第一天的头6～9个小时。

识别要点：头痛，全身疲乏无力，头昏眼花，失眠，恶心和呕吐。

高原肺水肿

未经治疗的高原肺水肿病死率为40%。

识别要点：休息状态下呼吸困难，咳嗽，虚弱且活动量明显减少，前胸有堵塞感，皮肤苍白且发绀，心率增快。上述情况中有两项症状者，要考虑高原肺水肿的可能。

高原脑水肿

未经治疗的高原脑水肿病死率为14%。

识别要点：有急性高原病的症状，无法走直线，出现精神异常，以严重头痛、呕吐、共济失调、进行性意识障碍为特征。

慢性高原病

慢性高原病指的是对高原环境已经适应了一段时间后又重新出现对高原环境的不适应。

识别要点：乏力、头痛、头晕、发绀，运动时缺乏耐力等。

其他反应

在不同的海拔高度，旅游者可能会出现以下症状：

海拔1500米时，暗处的视力减弱；海拔1500米～1800米时，高级思维功能减弱或缺乏；海拔3300米时，做简单的算术题变得非常困难；海拔4600米时，写字和考虑问题受到影响；海拔5500米以上，100%的游人会患上咽喉炎和气管炎。

五、高原反应的预防办法

初入高原，最好乘坐火车，海拔高度增高缓慢，可以让身体有一个较好的缓冲和适应期。初入高原，不可急速行走，更不能跑步、从事体力劳动，最好有半天时间静养休息。第一晚上要早休息，静卧，多睡。这些要从下飞机就开始做起，很多人刚下飞机时没有什么高原反应，就自以为是，结果到了晚上，症状就开始出现，后悔已晚，反应严重的还要被迫返回。在高原地区外出活动时，行走速度不宜太快，避免急促呼吸，要保证经常性的短时间休息，休息时以柔软操及深呼吸来加强循环功能，来高原地区前应多做体能训练，增加机体对缺氧的耐受能力。

预防高原反应的常用药物：一般提前几周服用红景天，进入高原前两天开始加服肌苷片、葡萄糖等，路途中也要坚持服用，可以有效预防高原反应。初到高原时，应多食糖类（碳水化合物）、多种维生素和易消化食品，不可暴饮暴食，以免加重消化器官的负担，从而使身体尽快适应环境。不要吸烟，多食蔬菜、水果等富含维生素的食物，多饮水，可防止水分脱失、血液黏稠。禁止饮酒。

保证充足睡眠，入睡时最好采取半卧位，减少右心房静脉回流和肺毛细血管充血。高原地区昼夜温差大，要注意保暖；气候干燥，要保护皮肤。

六、高原反应的急救办法

初次进入高原者因精神过度紧张、疲劳、感染、低温、受凉等因素容易产生高原反应。急性高原反应一般多发生在初抵高原后24小时内，1～2周内一般能逐渐适应当地的高山气候条件，症状可自行消失，如症状不断或继续加重，应给予对症治疗。

高原病临时处理方法如下。

设法给患者吸氧和降低患者所在高度是最有效的急救处理。一般应立即将患者移至避风处休息。如果仍不能适应，则需降低高度，直到患者感到舒服或症状明显减轻为止。高原病患者降低至平地后，多不治而愈。可以服用下面几种药物做临时应急处理。

（1）止痛药：若头痛明显，可服用镇痛剂止痛。

（2）利尿药：上山前两天至登山后3天内可考虑服用乙酰唑胺，口服0.25克，每天2次，通过利尿作用降低发病率及严重程度。

（3）激素：泼尼松（强的松）5毫克～10毫克，每日口服2次，上山后服用3～5天减轻症状后即可停用，不可服用过长。

（4）扩张支气管药：氨茶碱小剂量服用几天，扩张支气管，减轻胸闷气紧的不适。

（5）镇静剂：睡前服用镇静剂，改善睡眠质量差的问题。

上面几种药物仅在临时应急情况下短时间使用，若服用后病情无改善或症状严重，一定要及时到医疗机构就医，在医生指导下进行正规治疗，以解除危险，防止病情恶化。

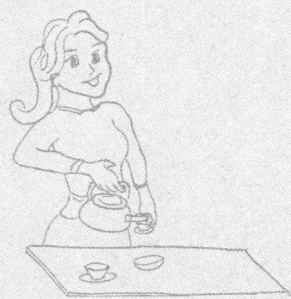

第六篇　饮食养生篇

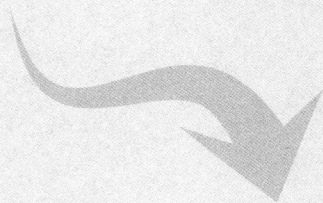

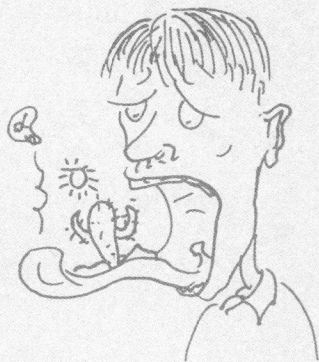

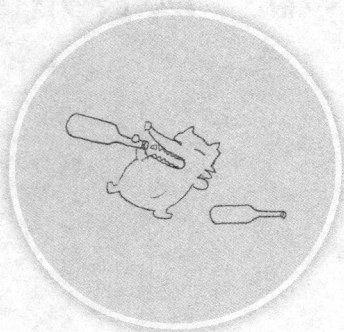

第一节　补髓增强抵抗力

祖国医学认为，精生髓，若髓不足，就需要有阴精不断化生骨髓，所以，补髓即补精，而精盛，则元气盛。这里的髓，是指精髓。所谓养生必补髓，意思是说，人们若想身体健康，延年益寿，必须注意经常补人体精髓的不足。因为真元之气藏于肾。只有肾精充足，元气才有来源。真元之气属于人体的正气。《黄帝内经》说："正气存内，邪不可干。"意思是说，若真元之气充沛，外来的邪气是侵犯不了人体的。祖国医学所说的真气、元气，类似现代医学所指的免疫力、抵抗力。髓充盈，元气盛，人体才有强大的抵抗力、免疫力。精髓是人生殖能力和生命活动力的根本。精髓亏损，就会出现未老先衰。老年人大都精髓不足，体力衰退。欲祛病延年，必添精补髓，常用药物有黄精、菟丝子、巴戟天、紫河车、鹿茸、紫石英、阳起石等。

第二节　不吃早餐坏处多

随着生活节奏的加快，人们经常晚睡晚起，不吃早餐的人也越来越多，即使吃也吃得不健康。我国曾对广州、上海和北京三个城市的居民早餐行为做过调查，结果发现居民早餐就餐率为74.8%～90.5%，35岁以下的接受调查者不吃早餐的人数较多。不吃早餐的主要原因是没时间。调查还发现，大部分人的早餐主要是馒头、油条、包子等，食物的营养和品种过于单一，远远达不到健康饮食的标准。健康教育专家说："毫不夸张地说，现在中国人20%不吃早饭，70%不会吃早饭。"那么，不吃早餐可以吗？中国传统文化认为"吃早饭等于吃补药"，早饭应该像皇帝那样吃。

影响寿命

人的健康受人体生物钟的支配，不吃早餐人体生物钟就会被打乱，机体所需营养得不到及时补充，生理机能就会减退，免疫力降低，再加上其他疾病对机体的影响，人体健康自然受影响。研究结果显示，不注重吃早餐的人寿命平均缩短2.5岁。

反应迟钝

早餐是大脑活动的能量之源，如果没有进食早餐，机体无法供应足够血糖以供消耗，人便会感到倦怠疲劳，注意力无法集中，精神不振，反应迟钝。

慢性病上身

不吃早餐，就要饥肠辘辘地开始一天的工作，身体为了取得动力，会动用机体组织的蛋白质、脂肪来提供能量。不吃早餐，胃中缺少食物，人体血液就会形成很多B型血栓球蛋白，这是一种能导致血液凝固，使人易发生心肌梗死的蛋白质。长期不吃早餐，易使低密

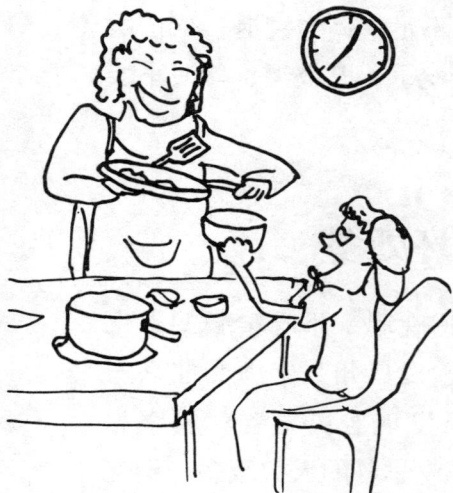

度脂蛋白沉积于血管内壁，导致动脉硬化。人在一夜的睡眠中，呼吸、排尿、出汗等会造成显性和非显性水分丢失，需要通过早餐进食和饮水进行补充。而未吃早餐或未饮水的人，血容量会减少得更多，导致血液黏稠，血小板集聚性增加，容易形成微小血栓，堵塞心脑血管而致病，中老年人尤应注意。按时早餐可促进胆汁排泄，减少胆石症、胆息肉等疾病的发生。

易便秘

在三餐定时的情况下，人体内会自然产生胃结肠反射现象，简单说就是促进排便。若不吃早餐成了习惯，长期下去可能造成胃结肠反射作用失调，进而导致便秘。

易肥胖

有些人认为不吃早餐可减少热量的摄取，可减轻体重。节食首先消耗的是碳水化合物和蛋白质，最后消耗的才是脂肪，所以，不要以为不吃早餐会有助于脂肪的消耗。相反，不吃早餐，还会使午餐和晚餐吃得更多，反而会更胖。

低血糖

老年人在经过一夜睡眠以后，体内的营养已消耗殆尽，血糖浓度处于偏低状态，不吃或少吃早餐，不能及时充分地补充血糖，会出现头昏心慌、四肢无力、精神不振等症状，甚至出现低血糖休克，严重影响身体健康。

第三节　晚餐切忌吃太饱

俗话说："晚饭少一口，活到九十九。"晚餐决定你的体重和寿命。美国一位健康专家说："晚餐的作用，四分之一是维持生命，四分之三是维持医生的收入。"科学研究发现，很多疾病产生的原因之一，就是晚上不良的饮食习惯。晚餐吃错了，很多疾病就会找来。

晚餐过饱对健康不利，特别是临睡前更不能吃太饱。

晚餐过饱与肥胖：晚餐过饱，血糖、血脂上升，再加上晚上基本上没有太多运动消耗，很容易造成脂肪堆积。90%的肥胖者都是因为晚餐吃得太好，吃得太多，加之晚上活动量少，能量消耗低，多余的热量在胰岛素的作用下大量合成脂肪，日积月累，肥胖也就形成了。

晚餐过饱与睡眠：晚餐吃太饱，胀满的胃肠会压迫周围脏器，使身体出现各种不适，影响睡眠，消化器官在睡眠中超负荷工作，大脑也得不到足够的休息。

晚餐过饱与胰脏：晚餐吃太饱，会导致胃及十二指肠拥堵，胆管、胰管压力增高。暴饮暴食加上饮酒，极易引发急性胰腺炎，严重者甚至在睡眠中休克猝死。

晚餐过饱与阿尔茨海默病：若晚餐长期吃得太饱，血液大部分流向消化道，睡眠中胃肠、肝、胆、胰脏等器官还在运动，使脑部不能休息，导致血液供应不足，进而影响脑细胞正常代谢，加速细胞老化。

晚餐过饱与肠癌：晚餐若吃得过饱，会导致大量蛋白质、脂肪食物无法消化，在肠道细菌作用下产生有毒物质，加上活动量小，肠壁蠕动缓慢，有毒物质在肠道停留的时间延长，增加了患肠癌的风险。

晚餐过饱与动脉粥样硬化及冠心病：晚餐若以高脂肪、高热量的食物为主，会引起血液中胆固醇水平升高，并在动脉壁堆积起来，从而诱发动脉粥样硬化和冠心病。

晚餐过饱与高血压：如果晚餐进食太多，又常常饮酒的话，睡眠时的血流速度会减缓，导致大量脂肪沉积在血管壁上，会加速全身小动脉的硬化进程，加上血容量增多，血管紧张度增加，易引发高血压。

第四节　餐前散步更健康

"饭后百步走，活到九十九。"这是十分流行的"养生方"。不过，有专家认为，餐后散步并不科学，因为餐后食物集中在胃肠道，需要大量的消化液、血液帮助食物消化。餐后应适当休息，此时，全身血液涌向消化器官，促进食物的充分消化。如果餐后马上去散步，血液需运送到全身及肢体以维持能量消耗，胃肠的血液供应相应减少，食物便不能得到充分消化。餐后散步，对患有冠心病、高血压、脑动脉硬化症、糖尿病、胃下垂、慢性食道病及进行过胃手术的病人尤其不利。

餐前散步则不同，此时胃中空虚，散步易将脂肪细胞"动员"出来，化为热量而消耗掉。故专家主张餐前一小时进行减肥锻炼，如快速行走、慢跑等，持续

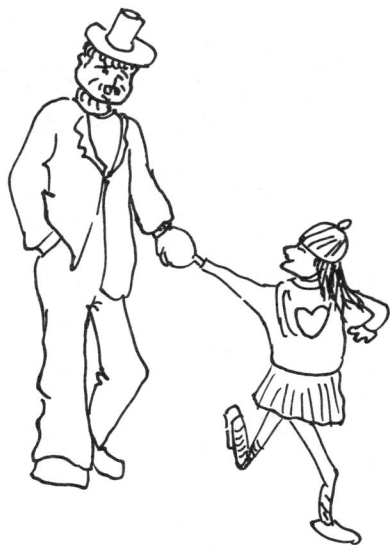

30～40分钟，其效果较餐后运动好。

餐后血液都集中于胃肠，大脑缺氧现象严重，人的注意力难以集中，判断、分析等思维能力下降，故餐饭后不宜做一些重要决策和批签重要文件。同时，餐后人体反应速度减慢，灵活性下降，若立即进行灵敏性和准确度要求较高的活动或工作，很容易导致不良后果。例如，餐后立即开车是不可取的。

第五节　坚持食补胜药补

一、食补有哪些优点？

俗话说："是药三分毒。"食补是利用食物的特性，通过调节饮食来获得健康和防治疾病的方法，所以对人体基本无不良影响，可以长期进行。

食补"有病治病，无病强身"，在专家指导下采用正确方法进行食补，长期坚持，有益身体健康。

食补特别适合于年老体弱者，能补充老人的"精、气、神"，可延年益寿。

食补可广摄博取，综合多种食物来补阴助阳，益气养血，其补益范围广泛，而药补作用则较为单一。

食补寓防治于食，将美味佳肴、保健强身、防治疾病融为一体，使人们在享受"口福""眼福"的过程中达到防病、治病之目的。

食补方便实惠，容易推广。

食补可与药物治疗相互配合，相互协同，相得益彰。

二、食物性质是如何划分的?

寒性的食物: 动物类包括马肉、螃蟹、牡蛎、蛤蜊等;植物类包括茄子、莲藕、黄瓜、白菜等;水果类包括柿子、西瓜、菠萝、梨等;调料类包括盐、黄酱、酱油等。

凉性的食物: 动物类包括鸡蛋、鹌鹑蛋等;植物类包括竹笋、菜花、萝卜、菠菜、苡仁等;水果类包括橘子、甜瓜、香瓜、苹果等;饮料类包括绿茶等。

平性的食物: 动物类包括牛奶、鲤鱼、平鱼、鳕鱼、乌贼等;植物类包括胡萝卜、洋白菜、蚕豆、豌豆、山药、白薯、马铃薯、玉蜀黍、蘑菇、粳米、小麦、大豆、赤小豆、花生、白果等;水果类包括无花果、草莓、李子等;调料类包括蜂蜜、砂糖等。

温性的食物: 动物类包括牛肉、鸡肉、羊肉、猪肝、鳝鱼、大马哈鱼、青鱼、沙丁鱼、金枪鱼、虾、海扇贝等;植物类包括韭菜、大蒜、葱头、南瓜、芦笋、芝麻等;水果类包括核桃、栗子、杏、梅子、陈皮等;调料类包括大茴香、芥末等。

热性的食物: 动物类包括动物脂肪、干酪、火腿、肉肠等;调料类包括姜、辣椒、花椒、胡椒、酒、醋等。

三、中医怎样分辨体质? 如何进行食物、药物的调理

气虚质

气虚体质特征和易患疾病: 肌肉松软,语声低弱,气短懒言,易出汗、疲劳,体力劳动稍强就容易累,性格偏内向,胆小,喜欢安静不喜欢冒险,易患病,病情缠绵。易患感冒、内脏下垂、虚劳

症、肥胖症，发病容易迁延不愈。

饮食调养：宜吃性平偏温，具有补益作用的食物。如大枣、山药、苹果、龙眼肉、莲子、红薯、土豆、小米、黄豆、板栗、牛羊肉、鸡肉、鲢鱼、香菇等。推荐药膳有粳米山药莲子粥、黄芪母鸡汤、人参汤。

药物调理：需要以中药慢慢调补，不可滞伤胃气。

中药有人参、党参、黄芪、白术、山药、太子参、西洋参等。中成药有补中益气丸、参苓白术散、玉屏风散等。

阳虚质

阳虚体质特征和易患疾病：畏寒怕冷，一到冬天就手足发凉，尤其是颈背腰腿部怕冷，皮肤偏白，肌肉不结实，喜食热饮，稍吃凉食即感不适，大便易稀溏，五更泻，性格沉静内向，喜欢安静，耐夏不耐冬。发病多为寒证，易患痰饮，咳喘，腹泻，性功能下降，痹证（关节炎类疾病）。

饮食调养：多食温补阳性的食物。如生姜、牛羊肉、韭菜、桂圆、荔枝、腰果。少食梨、西瓜，少饮各种冷饮。夏勿贪凉，冬易温补。推荐药膳有当归生姜羊肉汤、韭菜炒核桃仁。

药物调理：平和补阳，防止燥热。

中药有附子、干姜、肉桂、山药、山茱萸、杜仲、鹿茸等。中成药有金匮肾气丸、参茸丸、右归丸。

阴虚质

阴虚体质特征和易患疾病：体形偏瘦，手足心易发热，脸上时有烘热感，面颊潮红，口干舌燥，眼睛干涩，或想喝水，便秘，性情急躁，容易失眠，外向好动，舌红少苔，或花剥苔。易患结核

138

病、咳嗽、失眠、便秘、复发性口疮、糖尿病。

饮食调养：夏宜清凉，秋要养阴。多食清淡甘润的食物，如石榴、葡萄、柠檬、苹果、梨、香蕉、银耳、百合、莲藕、鸭肉、海参、蟹肉等。少食温燥、辛辣、香浓食物，如羊肉、韭菜、辣椒、葵花子、酒、咖啡等。推荐药膳有银耳山药莲子粥、雪梨百合膏。

药物调理：养阴不伤脾胃的药和不滋腻的药，如沙参、麦冬、百合、山药、乌梅、玉竹、银耳，冬虫夏草等。部分养阴药不宜长服，会引起滋腻和胃不适应症。中成药有六味地黄丸、杞菊地黄丸、知柏地黄丸。

痰湿质

痰湿体质特征和易患疾病：体形偏肥胖，腹部肥满，经常感到肢体酸困沉重，常感到嘴里黏黏的，咽部痰多有堵感，舌苔厚，性格较温和，善忍耐，对梅雨季节及湿重环境适应力差，常感郁闷。易患糖尿病、脑卒中、胸痹、肥胖、高血脂、高血压、脂肪肝等疾病。

饮食调养：多吃健脾祛湿的食物，如山药、苡仁、白扁豆、赤小豆、冬瓜、海带、白萝卜、生姜。少食油腻肥甘食品，少饮酒，少吃夜宵，夏多食生姜，冬少进补品。推荐药膳有山药苡仁小米粥、海带冬瓜虾仁汤，可结合个性化食疗方案来加强调理。

药物调理：中药有党参、白术、茯苓、陈皮、砂仁、泽泻等。中成药有陈夏六君丸、越鞠丸。

湿热质

湿热体质特征和易患疾病：易生粉刺痤疮，口苦有异味，大便不爽，小便发热多黄赤。女性带下色黄，男性阴囊潮湿多汗，性格急躁易怒，对燥热潮湿的气候较难适应。

饮食调养：多食清淡食品，如芹菜、苦瓜、黄瓜、西瓜、绿豆、赤小豆、豆腐、苡仁、鸭肉；少食羊肉、韭菜、花椒、麻辣油炸食物；少饮酒、多喝白开水、凉茶。推荐药膳有绿豆茶、苡仁粥、竹叶水、荷叶茶。

药物调理：中药有藿香、栀子、茵陈、莲子心、苦参、黄芩、黄连、大黄等。中成药有泻黄散、三黄片、黄连上清丸。

血瘀质

血瘀体质特征和易患疾病：面唇色黯，舌质紫滞，或有点片状瘀斑，皮肤粗糙易见紫癜，易发生疼痛，容易健忘烦躁，脉多细涩或结代。易患出血、发痕、胸痹等。

饮食调养：多食山楂、玫瑰花、桃花、金橘、油菜、桃仁、黑豆等具有活血行气功能的食物，少食肥肉等滋腻之品，忌食寒凉之物。推荐药膳有山楂红糖汤、黑豆川芎粥、红花煎。

药物调理：中药有桃仁、红花、当归、川芎、赤芍、大黄、蛰虫等。中成药有大黄蛰虫丸、丹参丸、血府逐瘀口服液。

气郁质

气郁体质特征和易患疾病：形体偏瘦，常感闷闷不乐，情绪低落，容易紧张，焦虑不安，多愁善感，疑心重，感情脆弱。易失眠惊吓，胸胁胀闷，善嗳气，乳房胀，咽有异物感，对精神刺激适应能力差。易患抑郁症、脏燥、百合病、不寐、惊恐、乳腺疾病。

饮食调养：多食宽胸理气的食物，如黄花菜、海带、白萝卜、开心果、柑橘、柚子、洋葱；少食收敛酸涩的食品，如乌梅、酸枣、阳桃；少食寒凉滋腻食品。推荐药膳有玫瑰茉莉花茶，橘皮粥。

药物调理： 中药有柴胡、陈皮、香附、枳壳、薄荷、佛手、木香等。中成药有逍遥丸、柴胡疏肝散、木香顺气丸。

特禀质

特禀体质特征和易患疾病： 特禀质就是体质特殊的一类人，包括遗传体质、胎传体质、过敏体质。它对气候环境适应力差，容易过敏、先天畸形、免疫缺陷。易患药物疹、花粉症、哮喘、出血性疾病（紫癜）、遗传性疾病，如血友病和先天愚型。

饮食调养： 饮食宜清淡均衡、粗细搭配、荤素合理，少食芥末、蚕豆、白扁豆、牛肉、鱼、虾、辣椒、酒、咖啡、浓茶及辛辣腥膻、含致敏物质较多的食物。推荐药膳有固表粥（乌梅、黄芪、粳米）、葱白红枣鸡肉粥。

药物调理： 中药有黄芪、白术、防风、蝉衣、生地、乌梅、丹皮、当归、黄芩等。中成药有玉屏风散、消风散。

平和质

平和体质特征： 平和质是正常的体质，体形均称健壮，肤色润泽，目光有神，唇舌红润，头发稠密有光泽。精力充沛，不易疲劳，睡眠、饮食、二便正常，性格随和开朗，对自然环境和社会环境适应力较强，平素病少，即使患病也易痊愈。

饮食调养： 多吃五谷杂粮、瓜果蔬菜，饮食有节，不可过冷过热，少食油腻及辛辣食品，戒烟限酒。推荐药膳有四季养生茶、秋冬雪梨汤。

药物调理： 春夏养阳，秋冬养阴，以和为贵，以平为期，且不可乱进补品，使平和质转成偏颇质。

四、如何进行食补?

辨证施食

辨别"寒""热""虚""实",正确运用药膳。寒证脸色苍白、怕冷、喜热饮、尿清长、便稀、月经推迟、脉迟缓等。热证则面红赤、发热、口渴喜冷饮,尿少呈红色或黄色,便秘,月经提前,脉数(快)等。虚证和实证是表现病情的一种状况。虚证是指正气虚弱,邪气不盛的病变和症候,多见于久病体虚者。实证则是指邪气盛、正气未衰的病变,多见于身体健康、初次患病者。在确定了自己的证之后,在食物和饭菜上,选择相反的"性"的食物为好。如属于寒证的人,宜选择温性或平性的食物;属于热证患者,宜选择寒性、凉性或平性的食物。

辨病施食

应根据不同的疾病来选择食物,如遗精病宜多食莲子、芡实。消渴病宜食南瓜、山药,夜盲症宜食羊肝、猪肝,瘿瘤病宜食海带,高血压宜食芹菜等。食补时应注意辨证与辨病要相辅相成,不可顾此失彼,应掌握食物的性能特点,有针对性地选用,以保证食疗效果。药食同源,即药与食物相同。滋养身体为补,清除体内废物为泻。这些补药或泻药,都取自食物。补药大多含在谷物、果实、豆类、蔬菜类、动物类食物和矿物质食物之中。泻也有补性。如,赤小豆、黑豆、绿豆、冬瓜、黄瓜、海带、鲤鱼、葱、姜、苡仁等,都具有利尿、消肿(发汗)、解毒等作用。我们每天食用的蔬菜、谷物、水果等,都既是食物又是药物。

因人制宜

根据年龄、性别、体质等来选择食物。儿童身体娇嫩，阴阳未充，稚阴稚阳，宜选用性质平和、易于消化且又能开胃健脾的食物，应慎食滋腻的食物。老年人气血阴阳渐趋虚弱，身体功能低下，宜选用有补益作用的食物，过于寒凉、过于温热和难于消化的食物应慎用。男性常阳气虚弱，宜多食补气助阳的食物。女性容易伤血，宜多食清凉阴柔的补血食物。阳虚者宜食用温热补益的食物，阴血亏虚者宜食用养阴补血之食物。易患感冒者宜食用补气的食物，痰湿较甚者宜食用清淡渗利的食物。

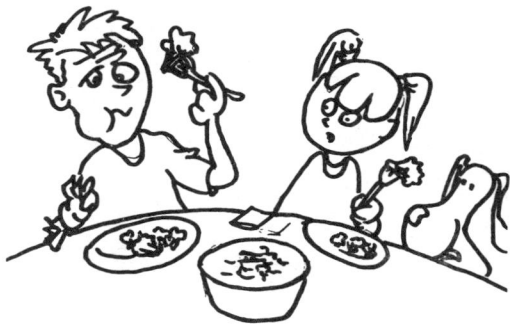

因时制宜

根据季节气候特点来选择食物，使人体顺应气候变化，以维持人体的正常功能。如夏季多食西瓜、绿豆，冬季多食羊肉，秋季多食梨子等。

根据季节与脏腑、气血阴阳的关系来选择食物。肝主春，心主夏，脾主长夏，肺主秋，肾主冬，在相应的季节，多吃补益对应脏腑的食物，有事半功倍之效。

因地制宜

根据所处的不同地理环境选择食物： 潮湿温暖的地区，宜食清淡长于除湿的食物；寒冷干燥的地区，宜食温热长于散寒生津润燥的食物。

根据自身所处的环境来选择，整天在低温房间待的人，即使在夏天，也应选择带温性的食物。发热时，选一些退热的寒性或凉性食物。身体受寒时，则选择温性食物。睡眠不足或劳累过度，体内有热毒时，宜选择凉性食物。证是相对的，不是固定的，应根据具体情况来决定。

饮食有节　寒温适宜

饮食要有节制和有规律，不能暴饮暴食，也不能过度节食，要做到定量和定时进食。饮食的寒温既要符合人体的温度，不可过凉也不可过热，又要与季节和体质符合。夏季饮食宜寒凉，秋冬饮食宜温热。

合理搭配平衡膳食

在日常生活中应尽可能食用多种食物，力求饮食多样化，食物种类应尽量齐全，荤素搭配，数量充足，比例恰当，避免偏食。如《黄帝内经》提出的"五谷为养，五果为助，五畜为益，五菜为充，气味合而服之，以补精益气"。

五、春季食补应注意什么？

顺应季节气温变化

早春时节，气候仍较寒冷，为了御寒，人体要消耗一定的能量来维持正常的体温。另外，寒冷的刺激可使体内的蛋白质加速分解，导致机体的抵抗力降低而致病。早春期间，除了谷类，还应选用黄豆、芝麻、花生、核桃等高热量食物，以及时补充能量，并且还需要多选用含优质蛋白质的食物，如鸡蛋、鱼、虾、牛肉、鸡肉、兔肉和豆制品等，以增强人体的耐寒能力。

仲春时节，气温骤冷骤热，变化较大，可以参照早春时节的饮食进行。在气温较高时可以增加蔬菜的食量，减少肉类食物。

暮春时节，春夏交替，气温偏高，所以宜进食清淡的食物，可恰当进食绿豆、红豆、百合、苡仁等，防止体内积热。

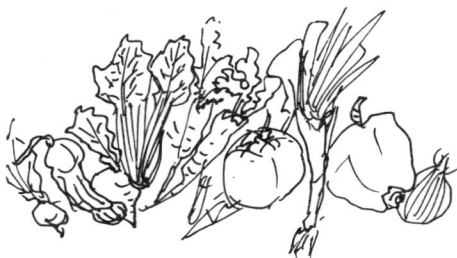

增强抗病的能力

春季气候由寒转暖，气温变化较大，细菌、病毒等微生物繁殖增快，活力增强，容易侵犯人体而使人致病。所以，在春季日常饮食中，应注意摄取足够的维生素和无机盐，以便增强机体抗病的能力。小白菜、油菜、辣椒、菠菜、西红柿等新鲜蔬菜和柑橘、红枣、柠檬等水果，富含维生素C，具有一定的抗病毒的功效。胡萝卜、南瓜、苋菜等绿叶蔬菜，富含维生素A，具有保护和增强呼吸器官黏膜上皮细胞的功能，可帮助机体抵御致病微生物的侵袭。蛋黄、豆类、芝麻、菜花、青色卷心菜等富含维生素E，可以增强人体免疫功能，提高机体的抗病能力。

养阳防风

春为四季之首，阳气生发，万物始生，生机勃勃。人体之阳气也应顺应自然，与自然界的阳气一同向上向外升发。此外，春季乍暖还寒，风邪最盛，"阳气者，卫外而为固"。阳气对人体起保护作用，可以使人免受自然界六淫之气的侵袭。春季养阳，人体阳气充实，可抗御风邪为主的邪气的侵袭。故在春季应温补阳气，助阳升发。在饮食上，宜适当多吃一些味辛性温，既能温补阳气又能帮助阳气升发的食物，如葱、姜、蒜、韭菜、芥末等；少吃寒性食品，如黄瓜、茭白、莲藕等，以免阻止阳气生发。

增甘省酸

脾胃是人体后天之本，气血生化之源。脾胃之气健壮，人可延年益寿。春季为肝气旺盛之时，肝的功能偏亢。根据中医五行理论，肝属木，脾属土，木克土，肝旺伤脾，影响脾的消化吸收功能。因五味入五脏，酸味入肝，若多吃酸味食品，能加强肝的功能，使原本就偏亢的肝气更旺，这样将大大伤害脾胃之气。因此，春季在饮食上要少吃酸味食物，以防肝气过于偏亢；甘味入脾，春季宜多吃些甘味的食物，补益人体的脾胃之气。常见的味甘的食物有大枣、山药、大米、小米、糯米、高粱、豇豆、扁豆、黄豆、甘蓝、菠菜、胡萝卜、芋头、红薯、土豆、南瓜、黑木耳、香菇、桂圆、栗子等，各人可根据自己的口味选择。首推甘味食物为大枣和山药。大枣性味平和，可以滋养血脉，强健脾胃，既可生吃，亦可做枣粥、枣糕、枣米饭。山药，有健脾益气、滋肺养阴、补肾固精的作用，既可做拔丝山药、扒山药、一品山药、水晶山药球等甜菜，又可做山药蛋糕、山药豆沙包、山药冰糖葫芦、山药芝麻焦脆饼等风味小吃，还可熬山药粥、山药红枣粥等。

三因制宜

食物的选择要根据个人的体质、年龄、职业、疾病、生活地区等不同情况进行相应的调整。如糖尿病患者即使在春天也应以不吃甘味食物为佳。阳盛体质者，大可不必补充阳气，因为体内阳气本来就偏盛。阴虚有虚火者补阳也应慎重。总之，食补必须因人、因地、因病制宜。

六、哪个季节容易"上火"？

四季之中最容易"上火"的是春季。为什么呢？

冬季人们为了驱寒保暖，会多吃一些高热量、高脂肪以及辛辣刺激的食物，导致人体内脏中蓄积大量的"热"。立春后，随着春天的到来，阳气上升，这时人体肝、胃、肺等内脏器官所积蓄的内热就会慢慢散发出来，出现"上火"的症状。

春季，温暖干燥多风，出汗、呼吸会让人体丢失大量水分，导致人容易"上火"。

春天人们开始变得更加忙碌，工作压力加大，加上睡眠不足等，导致人体疲劳感增加，机体调节机能减退，容易"上火"。

有些人春天不改变饮食结构，仍保持着冬天的饮食习惯，喜吃辣椒等容易引起"上火"的食物。

七、"上火"的表现有哪些？

"火性炎上"，"上火"最容易通过面部、口腔、咽喉等部位表现出来。如出现咽喉肿痛、声音嘶哑、牙龈肿痛、眼睛干痒、鼻干出血、嘴唇干裂、嘴角溃烂、口舌生疮、耳鸣头晕等症状。"上火"有不同的分类方法，根据火热症状出现的部位，可将"上火"分为"上

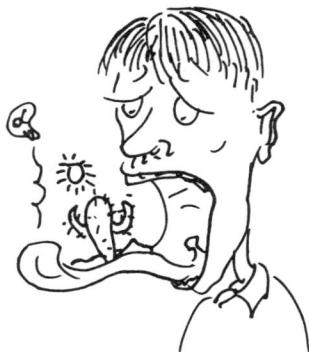

焦火""中焦火""下焦火"三类。头昏、咽喉肿痛等偏上部位的火热症状叫作"上焦火",烦热口渴、胃脘痛等中间部位的火热症状叫作"中焦火",便秘、尿赤等偏下部位的火热症状叫作"下焦火"。根据脏腑的表里对应关系,出现目赤肿痛、头痛头晕、面红耳赤、口苦咽干、胸闷胁痛等称"肝火"。出现呼吸气粗,高热烦渴,咳吐黄稠痰,或干咳无痰,或痰少而黏,甚至痰中带血等称"肺火";出现心烦、心悸、失眠、口舌生疮、小便赤黄等称"心火";出现胃部灼热疼痛、口干、口臭、腹痛大便干结、牙龈肿痛等称"胃火"。根据个体内在情况,分为虚火和实火两类:症状重,来势猛的称"实火";症状轻,时间长,并伴手足心热、潮热盗汗等的称"虚火"。不同的分类可为相应的治疗提供依据。

八、怎样防止"上火"?

注意补充水分

多喝水对身体大有益处,养成喝水的好习惯,能及时补充身体水分,避免春燥"上火"。最好每天早起能喝一杯温开水,然后再喝一些蜂蜜水。容易"上火"的人可喝薄荷、苦茶、菊花、金银花等花草茶,可"冷却"体内"燥热"。

保持室内适当的空气湿度和温度

空调房的空气常过于干燥,在空调房里的时间久了也会"上火",故要保持室内有一定的湿度。有空调的房间内可放置一盆清水或配备加湿器,把房间湿度维持在50%左右。另外,春季室内温度也不宜过高，以免引发口唇干燥、鼻腔干燥、嗓子痛等"上火"的症状。

注意饮食平衡

每日应均衡摄入肉、蛋、奶、蔬菜等食物，控制进食辛辣食物的量和频率，少吃油炸、烧烤食品。容易"上火"者应多吃绿豆芽、豆腐、苦瓜、丝瓜、萝卜、木瓜、大白菜等清火蔬菜，少吃韭菜、大蒜、辣椒、香菜、笋干等"上火"蔬菜；多吃梨、草莓、柚子、苹果、香蕉、山楂、甘蔗等生津止渴、润喉去燥的清凉类水果，少吃荔枝、菠萝、杧果、桂圆等。

保持作息规律

早睡早起，保持科学的生活规律，按时作息，不要熬夜，保证充足睡眠，避免过度疲劳。为防止春困，午间最好休息20分钟，即使不睡觉，静躺10分钟也行。

保持良好的心情

肝应于春，春天肝气旺盛，若生气动怒的话，容易"上火"。所以，在生活中应保持乐观积极的生活态度，要注意控制自己的情绪。当生活中遇到不愉快的事情时，可以找知心朋友倾诉，不要憋在心里，也不要对他人大吼大叫。如果生活中压力过大，可以向专业人员寻求缓解心理压力的方法。

多参加运动，注意保暖，适时增减衣服

生命在于运动，春季是万物复苏的季节，人体经过一个漫长冬天的蛰伏后，需要到户外运动锻炼。运动可以消散内热，使人心情

舒畅。多喝水有助于补充足够的水分，从而减少"上火"的机会。

九、"上火"了怎么办？

虚火要补，实火要泻。不同性质和不同部位的火，需要不同的治疗方法。

心火

心火主要表现：反复口腔溃疡，口舌生疮，口干，小便短赤，心烦易怒，舌尖鲜红等。

治疗：莲芯泡茶。莲芯味苦，性寒，归心、肾经。若觉得莲心味道太苦，可以用灯芯草、竹叶煎水喝。

莲子汤，取莲子30克（不去莲心）、栀子15克（用纱布包裹），加冰糖适量，水煎，吃莲子喝汤。莲子可以补脾止泻，益肾涩精，养心安神。栀子可泻火除烦，清热利尿，凉血解毒。

口舌生疮者可含姜片，将生姜切成片，每天早上放入嘴中慢慢咀嚼，能减轻疼痛。

若伴有心阴不足的症状，口干、失眠者，可以用生地煎水喝，不仅可以清心火，还能凉血，养血。

肝火

肝火的主要表现：烦躁不安，性急易怒，头晕目眩，口苦目赤等。

治疗：可以选择菊花、夏枯草等泡水服用。菊花味辛，甘，苦，性微寒，归肺、肝经。夏枯草味苦、辛，寒，可清火明目，清肝火，还可以散结消肿。

夏枯草排骨汤，取夏枯草15克，加水煮30分钟后，去渣取汁，排骨先用开水余烫，加夏枯草水，蜜枣2颗，煮30分钟，调味后食用。

胃火

胃火主要表现：说话时口中气味较重，牙龈肿胀溃烂，消谷善饥，口渴喜冷饮，大便秘结等。

治疗：芦根泡茶饮。芦根具有清热生津、除烦、止呕、利尿的作用。

皮蛋拌豆腐，每天1枚皮蛋，100克豆腐，加少许盐、麻油、小香葱凉拌当菜吃，效果好。

百合绿豆粥，绿豆味甘，性凉，有清热解毒、消暑除烦、止渴健胃、利水消肿之功效。百合润肺、清心，可止咳、止血、开胃。先将绿豆和百合煮15分钟，再放入大米煮开后转小火，熬至粥黏稠合适后即可，可适当加入冰糖调味。

荸荠藕汁汤，选取荸荠和鲜藕各250克，一起煎汤后，加入适量冰糖，有润胃、凉血、降火的功效。对于胃火很重的病人，可用生石膏粉冲服，每次5克，每日2次，效果较好，但不可久服，以免寒凉过度，伤及脾胃。

肺火

肺火的主要表现：干咳无痰或痰中带血，咽疼音哑，潮热盗汗等。因"肺主皮毛"，肺火重的病人，易掉发，皮肤易干燥。又因"肺与大肠相表里"，肺火重的病人，肺火下移于大肠，会出现大便干结。

治疗：桑叶泡茶饮。桑叶具有疏散风热，清肺润燥，平抑肝阳，清肝明目，凉血止血的功效。

川贝梨水，取川贝母10克捣碎，梨2个，削皮切块，加冰糖适量，清水适量炖服。川贝母可清热润肺，用于肺热燥咳、干咳少痰等症状；梨有生津、润燥、清热等功效。

对脱发者，可以用生桑白皮煎水洗头，三天一次，能阻止头发的脱落。

对于皮肤干燥、干咳少痰患者，可以用百合、雪梨配大米，煮稀饭吃，养阴润肺。

以上所述都是实火，还有一部分患者属于虚火，最常见的是肾阴虚，虚火上炎，主要表现为潮热盗汗，口干咽痛，耳鸣遗精，可伴有口腔溃疡，治疗时选用知柏地黄丸。

第六节　祛湿排毒好食材

一、湿毒是如何形成的？对人体有什么危害？

湿毒是指湿气在人体内郁积日久成毒。湿毒的外因首先是气候潮湿，湿为长夏（小暑到立秋）之主气，此时节温度高，雨水多，空气湿度大。其次就是居住环境，人居于潮湿之处而受到湿气侵袭，湿毒多发生在气候潮湿或雨水较多的地区，或经常汗出沾衣、水中作业的个体。外湿的发生有由表入里的演变规律，其症状因受侵犯部位不同而各异，浅则伤人皮肉筋脉或流注于关节，深则可入脏腑。湿毒的内因是脾脏功能受损，运化水液功能失常。人体内水液聚而成湿，甚至积而成水。脾脏功能受损可因外湿侵入，湿困脾土所致，也可因饮食不当，大量进食生冷食物，如冰激凌或凉性蔬果，喜食油腻、过咸、过甜等肥甘厚味食物，大量饮酒或劳倦思虑等原因损伤脾脏而引起；还可因肾阳衰弱致使脾阳不振而形成。外湿和内湿在发病过程中常常相互影响。伤于外湿，湿邪困脾，脾健运失职则易湿浊内生，而脾阳虚损，水湿不化，亦容易招致外湿的侵袭。

湿毒长期滞留体内，容易引起多种病症。如湿毒积于肠而下注，可致"湿毒便血"，症状包括粪便带血，面色紫暗不鲜，但无腹痛。湿毒下注，郁于肌肤，则小腿部易生疮痈，称为"湿毒流注"，症见疮形平塌，根脚漫肿，包青或紫黑，溃破后脓水浸渍蔓延，久不收口。湿毒郁于肌表，可见恶寒无汗，发热体酸，头重如裹，身重而疼痛等症状。湿毒阻于经络，易出现肢体沉重、酸痛，或经脉拘急或痉挛等症状。湿毒着于筋骨则成为湿痹，可引起肢体关节疼痛或肿胀、痛有定处、手足沉重等症状。

二、如何判断自己体内是否有湿毒？

日常生活中应注意观察，若出现以下症状，则说明您体内可能有湿毒。

起床时，看感觉

每天早晨起床的时候还觉得很困，特别疲劳，头发昏，头上像有东西缠着，让人打不起精神，或是像穿了件湿衣服一样，浑身不清爽，懒得活动。

如厕时，看大小便

大便不成形或大便基本成形但较软，大便黏在马桶上，很难冲下去。如果观察不便，可以观察手纸，大便正常的话，一张手纸就擦干净了，若体内有湿，一两张手纸是不够用的，需用多张才行，或是有大便排不尽的感觉。小便不利，往往表现为尿不多，甚至尿量很少或尿得不痛快。

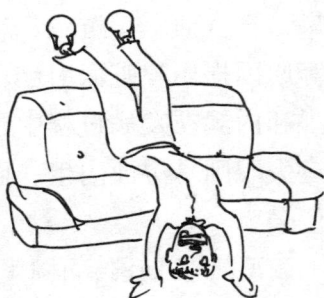

有些女性白带量多，也是有湿气的表现。

洗漱时，看面色和舌苔

早晨眼皮肿，或有下眼袋，舌苔厚腻，舌体胖大，或舌边缘有明显齿痕。健康舌质淡红、润泽，舌表面有一层舌苔，薄白而清静，干湿适中，不滑不燥。

吃饭时，看食欲

到该吃饭的时候，没有饥饿感觉，什么也不想吃，吃一点东西就感觉胃胀，吃饭时隐约有恶心感，好像吃下的东西在往上顶。虽食欲不受影响，有较强的饥饿感，但吃了东西后马上会有饱胀的感觉。

工作时，看精神状态

工作时总有胸闷的感觉，想长呼一口气才舒服。感觉四肢或身体沉重，甚至有浑身酸疼的感觉，身体特别疲乏，感到累，懒得活动，甚至连话都懒得说，没劲儿。活动时关节发紧，不灵活。头昏沉，头脑不清爽，易困倦，有时记忆力减退。

其他征象

头发爱出油，面部油亮，睡觉流口水，口臭，身体有异味，睡觉打呼噜，痰多，咳嗽，小腹突出（常有胀气），身体浮肿，耳道内、会阴部常潮湿等。

三、祛湿排毒效果好的食材有哪些?

山药：山药是人类食用最早的植物之一，味甘，性平，入肺经、脾经和肾经，补而不腻，香而不燥，有很好的健脾祛湿功效，是缓和滋补强壮之药。其特点是健脾益胃宽肠，能滋阴又能利湿，能润滑又能收涩，可调整消化系统，减少皮下脂肪沉积，避免肥胖，且能增强免疫功能。排毒以生食效果最好，可将去皮白山药和菠萝切小块，一起打成汁饮用。

绿豆：味甘、性凉，具清热解毒、除湿利尿、消暑解渴的功效，还含有降血压及降血脂的成分，多喝绿豆汤有利于排毒、消肿。熬制绿豆汤时，时间不宜过长，以免有机酸、维生素等受到破坏。

红豆：味甘酸、性平，性善下行，通利水道，可增加肠胃蠕动，减少便秘，促进排尿。红豆含热量低，富含维生素E及钾、镁、磷、锌、硒等活性成分，有"多食令人瘦"的说法。多喝红豆汤不仅可以健脾养胃，祛湿排毒，还可以美容养颜。

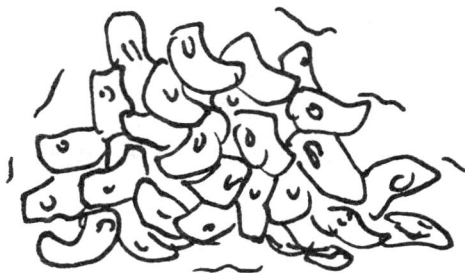

薏仁：味甘、淡，性凉，健脾渗湿，促进体内血液循环与水分代谢，不仅可利尿消肿，还有美白肌肤的功效。"薏仁最善利水，不至损耗真阴之气，凡湿盛在下身者，最宜用之。"（《本草新编》）饮薏仁水或喝薏仁粥是很好的祛湿排毒方法，也可与红豆一起熬制成红豆薏仁粥食用。

胡萝卜：味甘、性平，入肺经、脾经，营养价值很高，具有健脾消湿、润肠通便排毒等功效。胡萝卜对改善便秘很有帮助，胡萝卜含植物纤维，吸水性强，在肠道中体积容易膨胀，是肠道中的"充盈物质"，可加强肠道蠕动，利膈宽肠，利于通便排毒。胡萝卜还含有丰富的β-胡萝卜素，可中和毒素。新鲜胡萝卜排毒效果比较好，口感清脆，但是大部分人不爱食用，不妨将胡萝卜打成汁液，然后加入蜂蜜、柠檬汁食用，既好喝又解渴，既祛湿又排毒。

燕麦：燕麦能滑肠通便，促使粪便体积变大、水分增加，加上膳食纤维有促进肠胃蠕动的功能（燕麦中水溶性膳食纤维分别是小麦、玉米的4.7倍和7.7倍），可发挥通便祛湿排毒的作用。可将蒸熟的燕麦打成汁当作饮料喝。打汁时可根据自己的喜好加入苹果、葡萄干等。

地瓜：所含纤维丰富，可促进肠胃蠕动，有助排便且祛湿排毒。最佳吃法是烤地瓜，烤地瓜不仅味道爽口甜美，而且营养也不会流失。还可以熬制地瓜粥。

小米：味甘咸，性凉，入肾经、脾经和胃经，具有健脾、固肾、除湿、清热、利尿、排毒等功效。因为小米不含麸质，不会刺激肠道壁，比较温和纤维素，容易被消化，最宜内热者及脾胃虚弱者食用。小米粥营养丰富，很适合排毒，也有助于美白皮肤。

牛蒡：牛蒡含丰富的膳食纤维，可以保有水分、软化粪便，刺激大肠蠕动，帮助排便，降低体内胆固醇，减少毒素、废物在体内的积存，促进新陈代谢，被誉为大自然的最佳清血剂。《本草纲目》记载，牛蒡性温，味甘无毒，通十二经脉、除五脏恶气，久服轻身耐老。可做成牛蒡茶长期饮用。

白萝卜： 味甘辛，性微凉，有很好的利尿作用，所含的纤维素也可促进排便，利于排毒。排毒适合生吃，可打成汁或凉拌。

芦笋： 芦笋营养丰富，所含天门冬素与钾有利尿作用，能排除体内多余的水分，利于祛湿排毒。芦笋不宜生吃，也不宜存放一周以上才吃，应低温避光保存。芦笋外观柔软细嫩，吃起来风味鲜美、柔嫩脆甜可口，烹调时切成薄片，炒、煮、炖、凉拌均可。芦笋尖端处嘌呤含量较高，痛风发作时应避免食用，尿酸过高的病人也要注意食用量。

莲藕： 莲藕有利尿作用，能促进体内废物快速排出，有利于祛湿排毒。将鲜藕压榨取汁，其功效更佳。冷热食用皆宜，可加蜂蜜调味直接饮用，也可以小火加温，趁温热饮用。

茼蒿： 味甘、辛，性平，无毒，含有多种氨基酸较多的钠、钾等矿物质，能调节体内水液代谢，消除水肿，通利小便。其丰富的膳食纤维可促进肠道蠕动，能及时排除有害毒素，达到通腑利肠、预防便秘的目的。可清炒、凉拌，烹饪的时候要大火快炒，不宜长时间焖、煮，因茼蒿的芳香精油遇热很容易挥发。

冬瓜： 性微寒，味甘淡，无毒，入肺、大肠、小肠和膀胱三经，具有清肺热化痰、清胃热、除烦止渴、甘淡渗利、去湿解暑、利小便、消水肿、祛湿毒之功效。冬瓜的利水作用较强，易水肿者应该常吃，煮汤效果好，少加盐，淡食为佳。另外，冬瓜所含的丙醇二酸和大量的B族维生素，能有效控制体内的糖类转化为脂肪，

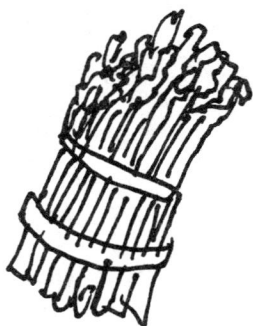

防止体内脂肪堆积，还能促使消耗多余的脂肪，故冬瓜同时也是减肥佳蔬，肥胖者宜多食。

丝瓜： 味甘、性凉，入肝经、胃经，具有清热化痰、止咳平喘、凉血、解毒的功效。食用丝瓜，可达到去湿热、排湿毒的目的。丝瓜还具有保持皮肤弹性的特殊功效，能去皱、美白、润肤，调理月经，女性应多吃。胃寒的人应少吃。

黄瓜： 味甘，性凉，入脾、胃、大肠三经，功效清热，利水利尿，排毒解毒，尤其能排毒、清肠、养颜，是难得的夏季祛湿排毒养颜之佳品。黄瓜含黄瓜酸，能够促进人体的新陈代谢，排出体内毒素，维生素C含量比西瓜高5倍，能美白肌肤，保持肌肤弹性，抑制黑色素的形成，还能抑制糖类物质转化为脂肪。夏季对人体最重要的影响是暑湿，暑湿侵入人体后会导致毛孔张开，出汗过多，容易烦躁、口渴，还会引起脾胃功能失调、消化不良。喝黄瓜粥利于生津止渴、除烦解暑、清热泻火、排毒通便。

黄瓜粥做法： 大米100克左右、鲜嫩黄瓜1～2根、精盐少许、生姜一小块。将黄瓜洗净，去皮去心，切成薄片，生姜切成丝，将大米放入锅内，淘洗干净，加入适量的水和生姜丝，大火煮开后，放入黄瓜片，改用小火慢慢煮至米烂汤稠，起锅前，放入精盐调味。

土茯苓： 味甘淡，性平，入心、肺、脾三经。具有渗湿利水，祛湿排毒、健脾和胃，宁心安神的功效。适合于南方湿气重、气候多变的春季食用。新鲜土茯苓既有干土茯苓祛湿排毒的功效，在味道上又比干土茯苓更加清鲜。一般的做法是煲汤，在春季可与有滋阴润燥的猪肉搭配煲汤，也可煎汤代茶饮。

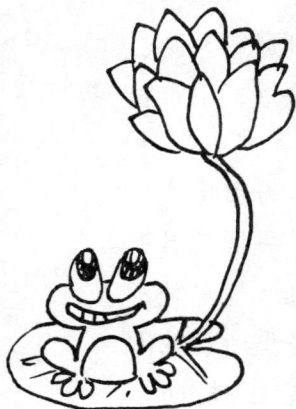

荷叶：荷叶，色青绿，气芬芳，是传统药膳常选用的原料。中医认为荷叶有清暑利湿、升发清阳、凉血止血等功效。医学研究证实，荷叶有良好的降血脂、降胆固醇和减肥的作用。常见食疗方法是荷叶粥和荷叶茶。胖人喝荷叶粥不仅可以祛湿排毒，还可减肥瘦身。

荷叶粥的做法是先将鲜荷叶用清水洗净煎汤，再用荷叶汤同粳米、冰糖一起熬粥。

荷叶茶，是凉茶的经典配方，将荷叶撕成小片，用开水冲泡即可，可加点冰糖。荷叶茶可四季饮用，夏季可祛湿，秋冬季可降脂。注意减肥需要服用浓茶，以冲泡第一道的荷叶茶服用为佳。

第七节　多饮花草茶益健康

一、常见单方花草茶有哪些功效？

喝花茶现已成为养生保健、美容养颜的一种潮流。然而花茶的种类繁多，各类花茶的功效各有千秋，下面介绍一些常见单方花茶的功效。

茉莉花茶：茉莉花茶有清肝明目、生津止渴、祛痰治痢、通便利水、祛风解表、舒缓紧张、美容减肥、润肠坚齿、强心降压、防龋、防辐射之功效。茉莉花茶中的茉莉酮对男性前列腺炎、前列腺肿大也有防治作用。因茉莉花辛香偏温，火热内盛，燥结便秘者不宜饮用。

菊花茶：菊花味甘苦，性微寒，具有散风清热、清肝明目和清热解毒等功效。研究者认为，菊花含有多种营养物质，具有抗菌、抗病毒、抗衰老等作用。菊花茶最适合于头昏、目赤肿痛、嗓子疼、肝火旺和血压高者饮用。菊花性微寒，故体虚、脾虚、胃寒者以及容易腹泻者不宜饮用。

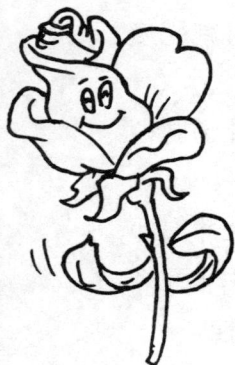

玫瑰花茶： 性质温和，男女皆宜。清香的味道可缓和情绪，疏解抑郁。玫瑰花茶能疏肝解郁，健脾降火，活血散瘀，治腹中冷痛，胃脘积寒，顺行血气、安神、通便，降火气。有养颜美容功效，能消除雀斑、皱纹，同时丰胸调经，可用于月经不调，减轻痛经。方法是取10朵玫瑰花沸水冲泡10分钟，加红糖饮用，最适合因内分泌紊乱而肥胖的女性。玫瑰花有收敛作用，便秘者不宜饮用。玫瑰花比较温热，所以阴虚火旺或实热者最好尽量少用。

金银花茶： 金银花又名忍冬花，因花初开时为白色，1~2天后则转为黄色，因此得名金银花。金银花茶是用其干燥花蕾或初开的花朵制作而成，茶汤芳香清新，有微微的清凉感。其主要功效是清热解毒、通经活络，抗病原微生物、抗内毒素，加强免疫功能，有绿色抗生素之称。用于各种热性病，如身热、发疹、发斑、热毒疮痈、咽喉肿痛等。金银花性寒，不宜长期饮用，以免影响脾胃的运化，虚寒体质及月经期内不能饮用，脾胃虚弱者不宜常饮。

桂花茶： 桂花性温，味辛，香味馥郁持久。桂花茶清香提神，净化身心，平衡神经系统，温补阳气。适合阳气虚弱，如眩晕、头晕、畏寒肢冷、大便稀溏、小便清长、舌淡苔白、脉沉细者。通气和胃，润肠通便，能减轻肠胃胀气引起的不适，适合胃功能较弱的老年人饮用，对胃寒胃疼也有防治功效。长久饮用，不仅可以起到美白肌肤的作用，还可以使口齿长留余香，使人回味无穷。便秘者、糖尿病患者、孕妇不宜饮用。

百合花茶： 百合花花姿雅致，香气馥郁，有"云裳仙子"之称，又有百年好合之意，因此百合花茶广受欢迎。百合花味甘、微苦，性微寒，入心、肺二经。百合花茶宁心安神，清心除烦，可以缓解心慌、心悸、心烦、心神不宁、记忆力减退、失眠多梦、眩晕，夜寐不安等症状；补中益气，能缓解疲乏、食欲不振等中气不足的症状。因其补阴消炎退热，适宜于阴虚有低温发烧症状的妇女。润肠通便，化痰止渴，润肤防衰，防止秋燥。脾胃虚寒、腹泻的人不宜饮用。

桃花茶： 桃花，色粉，艳丽，味甘、辛，性微温。桃花茶能美容养颜护肤，这主要与桃花中含有的多种营养成分有关。桃花中含有山柰酚、香豆精、三叶豆苷等有机物，能疏通经络，扩张毛细血管，改善血液循环，促进皮肤营养和氧气供给，从而使肌肤润泽。桃花含多种维生素和微量元素，能防止黑色素在皮肤的沉积，加快脂褐素排泄，祛除黄褐斑、雀斑、黑斑。桃花中丰富的植物蛋白和游离氨基酸，容易被皮肤吸收，有益于消除皮肤皱纹，防治皮肤干燥、粗糙；有利于顺气消食，利水，活血，通便排毒。孕妇及月经量过多者不宜饮用。

洛神花茶： 洛神花又称玫瑰茄，味酸，性凉。洛神花茶茶汤色泽艳丽，红如宝石，美艳至极，入口微酸，酸后回甜，冷热饮皆宜，尤其适合在酷热的夏季饮用。洛神花茶可以美容养颜祛斑，健胃消食，排毒利尿，清热解暑，生津止渴，提神，消除疲劳，活血补血，帮助调理女性的生理周期；还可敛肺止咳，降血压，解酒；抑制自由基活动、抗衰老；调节和平衡血脂。胃酸过多者应少饮，女性经期不宜饮用。

薰衣草花茶： 薰衣草，味辛，性凉。薰衣草花茶是以薰衣草干燥的花蕾冲泡而成，薰衣草花茶茶汤初泡好时呈淡绿色，而后渐渐变成蓝色或紫色，若加入数滴柠檬汁则转为粉红色，十分赏心悦目。薰衣草花茶能提神醒脑，增强记忆力，帮助提高学习效率，净化心灵、怡情养性，安抚紧张情绪、松弛缓解心身压力，减轻焦虑抑郁，改善睡眠，缓解头痛，促进细胞再生，平衡油脂分泌，消除改善疤痕，抑制细菌增殖，滋养秀发生长，可从里到外改善人体肌肤，具有最独特的美容功效。它还可清热解毒，散风止痒，增强免疫力，健胃消食，消除肠胃胀气，预防恶心晕眩，缓解感冒头痛，改善沙哑失声，预防感冒，降低血压，改善心肌供氧。妊娠初期的妇女不宜饮用，低血压者应慎饮。

柠檬草茶： 柠檬草是具有香味的多年生草本植物。柠檬草的味道清淡爽口，香气怡人，带有一股淡淡的柠檬清香，却不似柠檬那样带有酸味，在世界范围被广泛使用。柠檬草茶能提神解乏，情绪低落、心情不畅时饮用，能够提振精神，驱散忧伤，消除疲劳感。它还能调理肠胃，健脾健胃、去油腻、助消化，消除胃肠胀气，改善腹胀腹泻、食欲不佳等症状。有助于消除皮肤水肿，调节油脂分泌，防止贫血，促进血液循环，滋润肌肤，养颜美容。促进肠道内脂肪的分解，消除多余脂肪。有杀菌抗病毒的作用，缓解感冒引起的头痛、发热等症状。孕妇应避免饮用。

迷迭香茶： 因迷迭香最早发现在地中海沿岸的断崖之上，故称为"海中之露"。它有令人心情愉悦的香气。迷迭香茶其香味能活化脑细胞功能，恢复脑部活力，增强记忆力，集中注意力，刺激神经系统运行，提高学习和工作效率。可舒缓宿醉、头昏晕眩及紧张性头痛，让人全身活力再现。消除胃胀气，降低胆固醇，具有减肥的功效。促进血液循环，改善脱发的现象，减少头皮屑和皱纹的产生，具有美容、祛痰、抗感染、杀菌之功效，可抵御电脑辐射。高血压患者、孕妇应慎饮。

勿忘我茶：勿忘我又称为补血草，味甘，性寒，入肝、脾、肾三经。勿忘我茶能滋阴补肾，补血养血，美容养颜。其对减缓皱纹及抑制黑斑产生，以及雀斑、粉刺的消除有一定的作用。促进新陈代谢，延缓细胞衰老，提高机体免疫力，抗癌防癌抗病毒，调节女性的生理问题。清热解毒，清心明目，适用于疗疮疖肿、皮肤粗糙、视物昏花、大便秘结、小便短黄等症状。健康女性青睐勿忘我花茶，但脾胃虚寒者不宜饮用。

二、常见复方花草茶

下面根据功效来介绍复方花草茶。

补血花茶：①柠檬草加勿忘我。②玫瑰花加桂圆（取肉）。

养肝护肝花茶：①茉莉花加甜菊叶。②金盏花加七彩菊。③洋甘菊加薄荷叶、茉莉花。④玫瑰花加菊花，可加红枣，能增加甜香味和养气血之功效。

清热解毒花茶：①勿忘我加菊花。②金银花加菊花。③金银花加茉莉花。④紫罗兰加桂花、玉美人。⑤苹果花加芦荟茶、山茶花。⑥柠檬片加金莲花、百合花。

清肝明目花茶：①合欢花加苹果花。②勿忘我加决明子。③枸杞加菊花、决明子。

有助安眠花茶：①迷迭香加合欢花。②薰衣草加紫罗兰、玫瑰花。③薰衣草加洋甘菊、茉莉花。

减轻头痛花茶：①薄荷叶加迷迭香、洋甘菊。②薄荷叶加紫罗兰、茉莉花。

降血压花茶：①菊花加山楂。②菊花加槐花。③甜叶菊加田七花。④甜叶菊加玉美人。

清咽利喉花茶：①胖大海加玉蝴蝶。②胖大海加金莲花。③金银花加茉莉花、胖大海、枸杞。

通便排毒花茶：①洋甘菊加马鞭草。②茉莉花加决明子。③洋甘菊加茉莉花。

丰胸花茶：①迷迭香加玫瑰花。②康乃馨加玫瑰花。③芦荟茶加康乃馨。

美白养颜花茶：①玫瑰花加茉莉花、康乃馨。②牡丹花加勿忘我、芦荟茶。③茉莉花加紫罗兰、柠檬片、桃花。

祛斑花茶：①玫瑰花加洋甘菊、迷迭香。②玫瑰花加玫瑰茄、红巧梅。③牡丹花加红巧梅、桃花、玫瑰花。④勿忘我加牡丹花、柠檬片、玫瑰花。

祛痘花茶：①玫瑰花加玫瑰茄、桃花。②桃花加柠檬片、百合花。③苹果花加芦荟茶、红巧梅。

解酒花茶：①薰衣草加紫罗兰、薄荷叶。②葛花加决明子、陈皮。

保胃花茶：①洋甘菊加薄荷叶、茉莉花，缓解胃痛。②薰衣草加紫罗兰、腊梅花，清肝保胃。③马鞭草加腊梅花、勿忘我，缓解肝胃气痛、食欲不振、清肝保胃。

三、饮用花草茶应注意哪些事项？

对应症状选花

饮用花茶前首先要了解各种花茶的功效，根据自己的身体需要来"对症选花"。如玫瑰花、柠檬草、紫罗兰、洛神花、桃花美肤排毒，薰衣草、甜叶菊、迷迭香、百合、千日红、合欢花安神，薄荷、金银花、金莲花、金盏花、决明子、荷叶清热解毒，洋甘菊、薰衣草、茉莉花、菩提、玫瑰花、红巧梅、合欢花除烦。

对应体质选花

花茶可分为性温、性寒和性平三类。性温的花茶主要有梅花、茉莉花、玫瑰花、月季花等。性寒的花茶主要有勿忘我、金银花、菊花、槐花等。性平的花茶主要有合欢花、芙蓉花等。

饮用花茶，要分清自己的体质情况。热性体质的人，宜选用性寒的花茶。虚寒体质的人则宜选用性温的花茶。性平的花茶则大多可以选用。选择日常饮用的花茶前，最好找中医师咨询一下，看看自己是何种体质。

注意入药花草

一些花草有药用价值，与其他中药一样，都有一定的适宜人群，应在医生的指导下饮用。

正确冲泡

一般用带盖的玻璃杯、玻璃茶壶冲泡，冲泡时不宜用紫砂壶和保温杯。透明茶具便于观赏，透过透明的茶具看着红的、绿的花草在水中上下飘舞、沉浮、徐徐舒展，叶形慢慢复原，花朵渐渐开放，茶汁逐渐渗出，汤色不断变换的过程，使人心旷神怡，不失为一种难得的享受。水温不宜过高，以80℃～90℃为宜，浸泡时间一般在10～15分钟。在冲泡的过程中，壶及杯具要加盖密

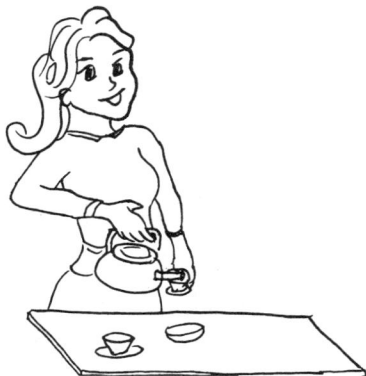

闭，以减少香味的散失。

正确搭配

自行调配花茶时，要注意按花草的性质进行正确搭配，以免花草之间相互冲突。如有安眠作用的薰衣草不能与振奋精神的迷迭香一起冲泡。如果不知道各种花的药性，最好单独饮用，搭配之前最好先咨询专家的意见。

饮用宜忌

花茶虽好但饮用勿过量，当症状改善，身体不适消失时，应适时停止饮用，否则茶饮效果继续积累，可能会引起其他不适。

不可代替药物，症状重者应及时就医。

若要增加花茶的甜味，最好添加蜂蜜，蜂蜜与花朵的味道比较搭配。

具有宁心安神、调理睡眠的花茶，可在睡前饮用。

同类花茶不宜长期饮用，每次饮用时放入的花茶量也不宜多。

花茶宜现泡现饮，不能隔夜饮用。夏季不能放置过久。

第八节　餐前喝汤易吸收

餐前喝汤可以使整个消化系统活动起来，喝完汤后，消化器官开始蠕动，为进食做准备。餐前喝汤，可以减少食管炎、胃炎等疾病的发生。餐前喝清淡的汤，可以让女性变得苗条健康，因为汤水进入胃后，持续的刺激作用会传向大脑的饮食中枢，饮食中枢受到刺激后，会产生饱胀的感觉，进食的食量会自动减少，而且在饥饿感不明显的情况下，人的吃饭速度会变慢。

餐前喝汤虽然好，但要因人而异，也要掌握好时间，餐前20分钟喝汤最好，一般以喝半碗汤为宜（吃饭期间也可以缓慢少量饮用）。除此之外，还应注意以下事项。

一、"三高"病人少喝"老火靓汤"

营养专家提醒大家，汤中有大量溶解了的氨基酸、可溶性维生素、脂肪、胆固醇和嘌呤等成分。许多人认为鱼、肉、内脏等食材中嘌呤含量高，因而不吃肉，只喝汤。可他们却不知道，嘌呤其实都溶在了汤中，特别是长时间熬制的"老火靓汤"，嘌呤含量更高。如果长期大量喝这样的汤，容易导致高尿酸，甚至引起痛风发作。长时间炖煮的汤中，嘌呤、脂肪含量非常高，"三高"（高脂血症、高尿酸血症、高血压）病人应尽量少喝。

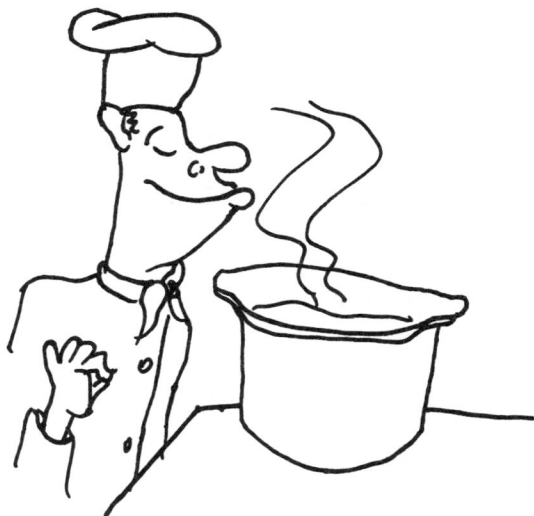

二、别拿汤来泡饭吃

人们进餐时，依靠分泌的唾液把食物浸湿，嚼碎后咽下，而唾液是在不断咀嚼食物的过程中产生的，唾液中有许多消化酶帮助食物的消化和吸收，对健康十分有益。而汤泡饭中的饭由于泡软了，像流质和半流质食物一样吃进去没有充分咀嚼，没经过唾液的消化过程就进入胃，增加了胃的消化负担，时间长了，容易导致胃肠疾病。

三、胖人喝汤不宜快

减肥人士的喝汤速度应该减慢。如果喝汤速度很快，等自己意识到喝饱的时候，往往已经过量了。喝汤应该慢慢品，这样不但可以充分享受汤的味道，也给食物的消化吸收留有充裕的时间，并且可以提前产生饱腹感。

四、最适合煲汤的三种食物

莲藕：中医认为，生藕性寒，有清热除烦之功。煮熟后由凉变温，有养胃滋阴、健脾益气的功效。莲藕与芸豆熬汤，可改善睡眠质量，和排骨一起煲汤，能健脾开胃，适合脾胃虚弱的人滋补养生。需要提醒的是，长时间炖莲藕，最好选用陶瓷或不锈钢的器皿，避免用铁锅，也尽量别用铁刀切莲藕，以避免其氧化变黑。

白萝卜：白萝卜有益胃、顺气、消食的功效。它能促进胆汁分泌，帮助脂肪消化，其中的芥子油和膳食纤维可促进胃肠蠕动，有助于体内废物的排出。因此，白萝卜跟排骨、牛肉、羊肉、猪蹄等一起煲汤，不但补气、顺气，还能减轻油腻感。如果不想白萝卜的辣味太重，煲汤时盖子别盖严。

山药：山药富含多种维生素、氨基酸和矿物质，有增强人体免疫力、益心安神等保健作用。山药适合跟肉类一起煲汤，不但能使肉汤营养加倍，还有利于人体对肉汤中营养素的吸收，常跟山药搭配的肉类有猪排骨、牛肉、鸭肉、羊肉等。

第九节　细嚼慢咽保长寿

　　唾液腺在分泌唾液的同时，还会分泌一种腮腺激素。它可以被机体重新吸收进入血液，具有抵抗机体组织老化的作用，而细嚼慢咽则可以刺激唾液的分泌，延缓机体衰老。细嚼慢咽不仅有助于胃肠对食物的消化吸收，对于健脑益智也同样具有不可小觑的作用。

　　唾液的主要功用是帮助食物消化，利于机体对其养分的吸收，唾液必须通过牙齿咀嚼来刺激生成，只有通过反复的咀嚼，口腔才能产生充足的唾液。现代医学研究证实，细嚼慢咽有许多好处。

　　促消化：可减轻胃肠负担，帮助消化，提高摄取营养的效率。

　　抗癌作用：细嚼可增加唾液分泌，使食物得到唾液的充分搅拌，可使食物中的致癌物转化为无害物质。美国医学研究发现，多咀嚼对可致癌物质产生中和作用。研究人员发现，在致癌物质中加入唾液，可使其丧失致癌作用。

　　预防肥胖：咀嚼和肥胖也有很密切的关系，人脑中有控制食欲的饮食中枢，多一些时间咀嚼食物，可以充分刺激兴奋食欲中枢，使人有饱胀感，从而减少进食量，长期坚持下去，就能避免因过量进食导致肥胖。

　　抗衰老作用：临近中老年阶段，胃肠功能慢慢会减退，吞咽反

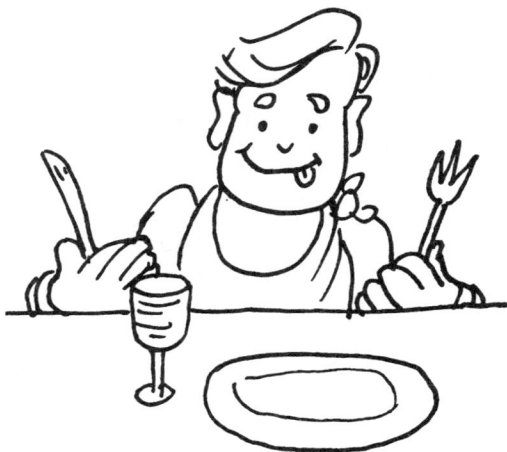

射减弱，细嚼慢咽不仅可起到防噎、助消化的作用，还有抗衰老，预防大脑退化和老年失智的功效。

促进血液循环： 多咀嚼有改善脑部血液循环的作用。咀嚼时，咀嚼肌群的牵拉作用加速了附近血液的流动，从而改善血液循环。此外，多咀嚼还可使大脑神经松弛，解除精神紧张状态，对人体身心健康大有益处。

美容作用： 多咀嚼可使集中在口腔周围的表情肌得到锻炼，使之变得发达，使面部毛细血管畅通，对减少面部皱纹的形成有一定作用。

固齿作用： 多咀嚼使牙齿活动加强，发挥了固齿、健齿的功效，还可以使下颌肌群紧实，可预防下颌松脱。

第十节　饮用药酒需慎重

在日常生活中，常常听到有人使用有毒性成分的药材泡酒，并过量服用或无意服用过多而致中毒的事件发生。饮用自制的"健身药酒"不但起不到防病治病、强身健体之功效，反而易中毒，危害人体健康，甚至危及生命。中华中医药学会于2011年1月发布了《中医养生保健药酒技术规范》，对中药药酒引用禁忌证、注意事项和可能出现的不良反应及处理措施进行了详细的说明，故人们对药酒的成分、自己的身体情况应充分了解，并在医师指导下正确饮用。

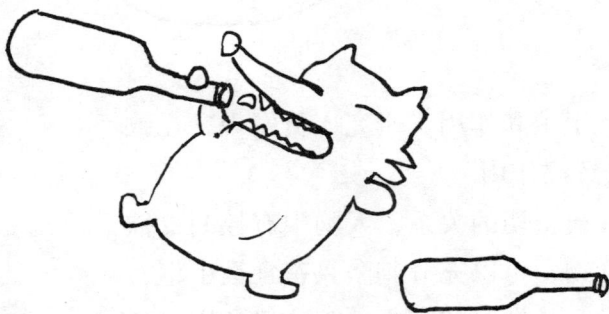

在秋冬季节，一些热衷于饮用滋补酒的人爱自制药酒，在酒里加入人参、枸杞、黄芪、海马、蛇、乌头……一些人没有医药专业知识，凭着从医书上抄录的药方或者从民间听闻的所谓滋补、治病的泡酒"偏方"自制泡酒喝，在聚餐时还会拿出这些药酒与亲朋好友分享。其实，这样做既不科学又不安全，因为中药的化学成分和药理作用十分复杂，泡制药酒应有专业的中药师指导。另一方面，饮用药酒时应注意，绝不能一次喝得太多，体质不同的人，摄入药酒后的反应也完全不同，有的会产生不良反应甚至严重后果。因此，自制药酒及饮用药酒须科学合理，更不能随意请亲朋好友饮用，需要医生指导，以避免意外的发生。

酒为百药之长，酒与中医有着密切的关系。中药泡酒在我国已有几千年的历史，《内经素问》中有"上古圣人作汤液醪醴"之说，醪醴就是治病的药酒。

药酒一般随所用药物的不同而具有不同的性能，进补分补血、滋阴、壮阳、益气等不同功效，治疗则有化痰、燥湿、理气、行血、消积等不同的区别，因而不可一概而论。

饮用药酒要根据人的体质、季节、地域、年龄、性别的不同，经过辨证后选择适合的饮用，应注意避免以下错误行为。

药酒、补酒不分

服用药酒前须认清功效。通常药酒分为治疗性药酒和滋补性药酒两类。前者常作为药品在医院出售，有特定的医疗作用，主要依据医生的处方或经验方来配制，有确切的临床疗效，其服用方法严格。市场上常见的多为后者，有养生保健作用，需要医生的指导，根据个人的身体情况酌量服用。

药酒就菜进餐

很多人在聚餐时会拿出精心泡制的药酒与亲朋好友分享，这样做是有一定风险的。例如，一个高血压或冠心病患者服用含有人参成分的药酒后，可能使血压上升引起急性发病。药酒本身是治疗性的，需要固定时间规律地服用，通常情况下不应该在吃饭时服用药酒，药酒的服用同样应遵守服药的常规，吃饭时喝药酒不仅会对消化道产生刺激，还会影响药效的发挥。

药酒服用不限量

古代医家曾明确指出："药酒补虚损，宜少服，取缓效。"服用药酒要根据个人对酒的耐受力的不同和身体反应的不同，一般每次服用15毫升～30毫升，每日1～3次为宜。大量服用药酒的后果与过量服用药品相同，可能对身体健康造成危害。

千人一方

不少人一见到药酒，也不了解成分对自己是否有害，便随意取来服用。殊不知，选饮药酒应该因人而异，气血双亏、脾气虚弱、肝肾阴虚者，应选用滋补类药酒，如五味子酒、十全大补酒、人参酒等。风寒、中风后遗症者宜饮用活血化瘀类药酒。风湿病患者可选用风湿药酒、五加皮酒、木瓜酒等祛风湿的一类药酒。肾阳虚、勃起功能障碍者可选用鹿鞭壮阳酒、淫羊藿酒、参茸酒、海狗肾酒等壮阳药酒，但必须在医师的指导下，遵照医嘱服用。

药酒泡得越久越好

很多人误以为酒是陈的香，药酒也应泡得越久越好，事实并非如此。饮药酒要注意时效，储存得当，一般优质酒以储藏4～5年为最佳。时间一长，药物随酒精挥发，药效也会受到影响。若酒中出现大量沉淀物或已酸败变质，绝对不能再饮用。由于药酒以酒泡制而成，有饮酒禁忌的人不能服用药酒，如肝病、高血压、冠心病、中风、骨折、皮肤病患者、酒精过敏者和孕妇、乳母等。